Stillen – einst und heute

Stillen – einst und heute

Herausgegeben von

WOLFGANG SIEBERT, Eggenfelden
WALTER STÖGMANN, Wien
GERHARD F. WÜNDISCH, Bayreuth

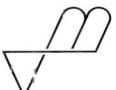

Hans Marseille Verlag GmbH München

Dr. W. Siebert
Frauenklinik
Kreiskrankenhaus
D-84307 Eggenfelden

Prof. Dr. W. Stögmann
Gottfried von Preyer'sches Kinderspital
Schrankenberggasse 31
A-1100 Wien

Prof. Dr. G. F. Wündisch
Kinderklinik am Klinikum Bayreuth
Preuschwitzer Straße 101
D-95445 Bayreuth

70 Abbildungen, davon 58 farbig

© 1997 by Hans Marseille Verlag GmbH München
Inhaber: Hans Marseille, Verleger, München
Herstellungsbüro Wien: Karl Binder, Ingrid Dietrichstein,
Wolfgang Habesohn, Helmut Krumpel, Johannes Krumpel,
Michael Miedler, Heinrich Spilka, Hermine Spilka,
Heinrich Traindl, Alice Walter, Harald Wölfig
Bildnachweis 1. und 4. Umschlagseite: Foto ARTOTHEK,
Preissenberg; 1. Umschlagseite: Gentileschi, Orazio (1563–1639),
Junge Mutter beim Stillen ihres Kindes (Bukarest, Kunstmuseum);
4. Umschlagseite: Bürkel, Heinrich (1802–1869), Skizzen einer
stillenden Italienerin, um 1830/1832 (München, Staat. graph.
Sammlungen)
Papier: BVS-Plus chlorfrei matt der Papierfabrik Scheufelen
Druck und Bindung: Holzmann Druck, 86825 Bad Wörishofen

Inhaltsverzeichnis

»Stillen einst und heute« – warum dieses Buch? Sollte das Stillen, die durch die Natur vorgegebene Ernährung des Säuglings, nicht ein Selbstverständnis sein? Es ist aber weithin bekannt und wird beklagt, daß vor über 2 Jahrzehnten ein Tiefpunkt der Stillfrequenz erreicht war, danach jedoch bis heute eine »Renaissance« des Stillens zu beobachten ist, gefordert und gefördert von vielen gesellschaftlichen Gruppierungen, von Eltern, Ärzten, Wissenschaft und Gesundheitspolitik. Ist dies ein Problem erst unserer westlichen, modernen, technisierten und hochzivilisierten Welt?

Die Beiträge dieses Buches zeigen, daß das Stillen zwar das Überleben und die Entwicklung des Menschen in der Evolution ermöglicht und gesichert hat, daß aber erste überlieferte und belegte Zeugnisse über das Stillen schon vor Jahrtausenden einhergehen mit Versuchen, Säuglinge und Kleinkinder auch ohne Muttermilch zu ernähren. Dies vollzog sich regional und zeitlich sehr unterschiedlich, beeinflußt durch die jeweiligen religiösen, kulturellen und sozioökonomischen Lebensbedingungen. Es gab weite Bereiche und Zeiten, in denen wenig, teilweise oder nicht gestillt wurde. Dies spiegelt sich wider in den überlieferten Bemühungen etwa um geeignete Ersatznahrungen oder in den vielfältigen Formen des Ammenwesens.

Das sich entwickelnde Gesundheitswesen erkannte die Zusammenhänge zwischen Stillfrequenz und Säuglingssterblichkeit, die Staatspropaganda totalitärer und nicht totalitärer politischer Systeme bemächtigte sich des Themas. Nicht zuletzt stellt die bildende Kunst seit ihren Anfängen stillende Mütter dar, so in der frühzeitlichen Fruchtbarkeitssymbolik oder in der christlichen Kunst als stillende Madonna. Vielfache Bildnisse stillender Mütter aller Zeiten vermitteln kindliche Geborgenheit und mütterliche Hingabe, aber auch nach alter Sage sinnenfroh die Entstehung der Milchstraße am Firmament.

Heute propagieren nationale und internationale Stillkommissionen, WHO- und UNICEF-Initiativen das Stillen, um es Müttern in aller Welt zu ermöglichen, ihre Säuglinge zu stillen. Ein übernationaler Kodex für die Vermarktung von Muttermilchersatzprodukten wurde aufgestellt. Dies in einer Zeit, in der das »Nicht-Stillen« – aus welchen Gründen auch immer – dank der Entwicklung moderner Ersatznahrungen bei richtiger Anwendung für die Säuglinge im Vergleich zur Vergangenheit wohl die wenigsten Gefahren birgt.

Dies ist ein Buch für das Stillen, diesen auch für das Menschenkind natürlichen und elementaren Vorgang in der Evolution der Säuger, der sich heute zwischen Ernährungsphysiologie, Immunologie und Tiefenpsychologie bewegt. Dieses Buch will einige Aspekte dieses Spannungsfeldes darstellen, in dem offensichtlich das Stillen stand und steht – einst und heute!

Den Autorinnen und Autoren danken wir für ihre Beiträge.

G. F. WÜNDISCH,
Bayreuth

6

Die aktuelle Stillsituation in Deutschland und europaweit

ELIZABETH HORMANN, Köln, und
ERIKA NEHLSEN, Porta Westfalica

Nachdem es in den 50er Jahren in den USA zur Stillrenaissance gekommen war, setzte in den 70er Jahren auch in Deutschland die Hinwendung zum Stillen ein. Haben 1975 knapp 60% der deutschen Frauen in der 1. Lebenswoche gestillt (davon nur ⅓ voll), waren es 1988 (das letzte Jahr, in dem Stillstatistiken in der Bundesrepublik erstellt wurden) 83%, von denen allerdings ⅓ nur teilweise gestillt hatte.

Die Mütter, die Zugang zu kompetenter Stillberatung und unterstützende Umgebung haben, machen häufig Stillerfahrungen, die ihren Erwartungen entsprechen. Viele Mütter, die diese Unterstützung nicht haben, sind von ihrer Stillerfahrung enttäuscht. Sie wurden häufig angewiesen, das Kind nur begrenzt anzulegen, im Vierstundenrhythmus zu stillen, Tee, Wasser oder künstliche Säuglingsnahrung zuzufüttern und zwischen den Stillzeiten einen Beruhigungssauger (Schnuller) zu benutzen.

Dieser Weg führt zu mangelnder Milchproduktion und damit zu frühem Abstillen, wie aus der 1988 zuletzt für Deutschland erstellten Stillstatistik deutlich wird. Danach stillen nach der Geburt 55% der Mütter voll, 28% teilweise und 17% stillen gar nicht.

Nach 1 Monat haben 30% der Frauen, die anfingen zu stillen, abgestillt. Das bedeutet, 58% aller Mütter stillen noch voll oder teilweise, 42% haben abgestillt.

Nach 3 Monaten haben 56% der Frauen, die anfingen zu stillen, abgestillt; d. h., 36,5% der Mütter stillen noch voll oder teilweise, 63,5% haben abgestillt.

In den vergangenen 20 Jahren hat man sich in Deutschland auf unterschiedliche Art und Weise um Stillförderung bemüht. Die Stillgruppen haben in dieser Entwicklung eine sehr große Rolle gespielt.

Die Entwicklung von Stillgruppen in Deutschland

Schon Anfang der 70er Jahre gab es die La Leche-Liga, eine internationale Stillgruppenorganisation, die zuerst nur auf den amerikanischen Stützpunkten vertreten war, aber auch von deutschen Müttern besucht wurde. Seit 1976 gibt es deutsche La Leche-Liga-Gruppen.

Diese Gruppen werden ehrenamtlich von stillerfahrenen Müttern mit einer Grundausbildung in Stillwissen, Gruppendynamik und Beratung geleitet. Sie bieten monatliche Treffen zu 4 verschiedenen Stillthemen sowie telefonische Beratung und eine in der Regel sehr umfangreiche Gruppenbibliothek an. Publikationen der La Leche-Liga können von den Müttern erworben werden. Die Gelegenheit, Erfahrungen auszutauschen, sich Hilfe bei Stillproblemen zu holen und die Schaffung einer Ministillkultur innerhalb der Gruppe führen zu besser informierten, selbstbewußteren, gelasseneren Müttern, die in der Lage sind, ihre Kinder so lange zu stillen, wie Mutter und Kind es wünschen.

In der Stillgruppe lernen die Mütter die fast verlorengegangene Kunst des Stillens. Sie erfahren, warum ein Stillkind und seine Mutter 8–12 Stillzeiten in 24 Stunden brauchen, daß das nächtliche Stillen wichtig ist, um eine ausreichende Milchmenge zu sichern, daß Zufüttern in den Regelkreis der Milchbildung eingreift und daß das Benutzen eines künstlichen Saugers, Schnullers oder Stillhütchens das Stillen erschwert. Heute gibt es etwa 170 La Leche-Liga-Beraterinnen in Deutschland, davon 140 deutschsprachige.

Kurz nach der Gründung der deutschen La Leche-Liga entstanden in mehreren Städten auch freie Stillgruppen. Sie waren etwas weniger formell als die La Leche-Liga-Gruppen, sowohl in der Gestaltung als auch in der Vorbereitung der Gruppenleiterinnen auf ihre Tätigkeiten. Sie dienten aber dem gleichen Zweck, Müttern bei ihrem Wunsch zu Stillen Unterstützung und bei Bedarf Rat zu geben. 1988 schlossen sich sämtliche Gruppen in der Arbeitsgemeinschaft Freier Stillgruppen e.V. zusammen. Mit zunehmendem Wachstum – heute sind in Deutschland etwa 500 Freie-Stillgruppen-Gruppenleiterinnen tätig – nahm auch die Struktur zu. Die Unterschiede zwischen den beiden Selbsthilfegruppenorganisationen sind nun geringer geworden.

Laktationsberaterinnen IBCLC

Mit dem Einsetzen der Stillrenaissance wollten vermehrt auch Frauen in problematischen Situationen ihre Säuglinge stillen. Dies führte in den USA dazu, daß sich einige Fachleute aus medizinischen Bereichen intensiver mit Laktation und Stillmanagement beschäftigten und so zu Experten auf diesen Gebieten wurden. Mitte der 80er Jahre entwickelte sich daraus eine neue Qualifikation im Gesundheitswesen: der Laktationsberater, die Laktationsberaterin = International Board Certified Lactation Consultant (IBCLC).

1987 wurde in Europa zum ersten Mal das Examen des International Board of Lactation Consultant Examiners (IBLCE) in der Schweiz in

9

deutscher Sprache angeboten. Das IBLCE-Examen, das von der US-amerikanischen Aufsichtsbehörde für Examina im Gesundheitswesen (NCCA) anerkannt ist, wird weltweit jährlich zur gleichen Zeit am letzten Montag im Juli abgenommen. Die ersten beiden deutschen Laktationsberaterinnen IBCLC haben mittlerweile etwa 40 Kollegen bzw. Kolleginnen bekommen. 1992, 1993, 1995 und 1996 wurden vom Verband Europäischer Laktationsberater (VELB) Vorbereitungslehrgänge von jeweils mindestens 150 Stunden Unterricht abgehalten.

Seit 1994 bietet in Deutschland das Ausbildungszentrum für Laktation und Stillen in Zusammenarbeit mit dem Perinatalzentrum der Universität Leipzig jährlich 190-Stunden-Fortbildungskurse für medizinisches Personal in Nord- und Süddeutschland an. Die Weiterbildung zur Laktationsberaterin befähigt dazu, in Problemsituationen wie Erkrankungen von Mutter und/oder Kind, Frühgeburten, Mehrlingen, behinderten Kindern usw. parallel zur medizinischen Betreuung ein Krisenmanagement zu erarbeiten, das eine Möglichkeit zum Stillen bzw. zur Muttermilchernährung sichert. Die emotionale Unterstützung der Mutter in ihrer Beziehung zu ihrem Kind steht dabei immer im Vordergrund.

Den Absolventen und Absolventinnen dieser Kurse wird geraten, als Qualifikationsnachweis das IBLCE-Examen abzulegen. Zulassungsvoraussetzung für das IBLCE-Examen ist eine abgeschlossene Ausbildung im Gesundheits- oder Sozialwesen sowie nachweisbare Praxisstunden in der Stillberatung und Fortbildung im Bereich des Stillens und der Laktation. Dieses Jahr nehmen in Deutschland etwa 40 Personen am IBLCE-Examen teil.

Stillberaterinnen, Laktationsberater und Laktationsberaterinnen IBCLC, Hebammen, Kinder-/Krankenschwestern und Ärzte bzw. Ärztinnen befassen sich hier in Deutschland mit Stillberatung. Der Bedarf an kompetenter Stillberatung ist dennoch nicht gedeckt.

Initiative »Stillfreundliches Krankenhaus«

Die WHO/UNICEF-Initiative »Stillfreundliches Krankenhaus« (BFHI) basiert auf der Innocenti-Deklaration von 1990. Die Innocenti-Deklaration ist das Ergebnis internationaler Beratungen auf Regierungsebene und hat zum Ziel, es allen Müttern zu ermöglichen, ihre Säuglinge 4 bis 6 Monate ausschließlich und danach bei entsprechender Beikost weiter zu stillen. Um diese Ziele zu erreichen, wurden die Krankenhäuser aufgefordert, die bereits 1989 veröffentlichten »10 Schritte« zum erfolgreichen Stillen in ihre Betreuungskonzepte für Mütter und

10

Säuglinge zu integrieren. Zusätzlich ist dem Internationalen Kodex zur Vermarktung von Muttermilchersatzprodukten Wirkung zu verleihen. Die 10 Schritte (siehe S. 17) sind E m p - f e h l u n g e n , deren Umsetzung Müttern und ihren Säuglingen eine langfristige, befriedigende Stillzeit ermöglicht.

Vor 5 Jahren schlossen sich verschiedene Organisationen zusammen und schickten Vertreter in das unter UNICEF-Schirmherrschaft stehende BFHI-Plenum. Aus dem Plenum haben sich Arbeitsgruppen gebildet, die für die praktische Umsetzung der Initiative verantwortlich sind. Dazu gehört auch die von UNICEF Genf anerkannte Weiterbildung von Fachfrauen aus medizinischen und sozialen Bereichen zu BFHI-Ausbilderinnen und -Gutachterinnen.

Bisher haben 7 deutsche Krankenhäuser ein BFHI-Gutachten angefordert. 6 von ihnen sind als »Stillfreundliche Krankenhäuser« anerkannt worden, das 7. Krankenhaus hat von UNICEF ein »Certificate of Commitment« als Anerkennung der bisherigen Leistungen verliehen bekommen.

Seit 1981 bemüht sich die A r b e i t s g r u p p e B a b y n a h r u n g e.V. (AGB) um die Umsetzung des Internationalen Kodex zur Vermarktung von Muttermilchersatzprodukten in die deutsche Gesetzgebung. Ein Teil des Kodex wurde 1994 im Zuge der Harmonisierung der Gesetze der Europäischen Union auch in Deutschland in abgeschwächter Form wirksam. Die Einstellung der Bundesregierung, daß das Säuglingsnahrungswerbegesetz »... *vorrangig dem Zweck, das Stillen zu fördern und es zu schützen ...*« dient, ist erfreulich. Die Überwachung der Einhaltung des Säuglingsnahrungswerbegesetzes erscheint allerdings problematisch.

Die Nationale Stillkommission

1994 fand die 1. Sitzung der deutschen Nationalen Stillkommission statt. In diese Kommission wurden viele der Fachleute berufen, die bereits seit 1992 in der Initiative Stillfreundliches Krankenhaus mitarbeiten. Damit saßen erstmalig Fachkräfte aus den verschiedenen medizinischen und sozialen Bereichen an einem Tisch, um gemeinsam die Rahmenbedingungen für die Wiederherstellung einer Stillkultur in Deutschland zu schaffen. Die Nationale Stillkommission sammelt wissenschaftliche Daten und Fakten zum Stillen, wertet sie aus und gibt Empfehlungen und Richtlinien (siehe S. 19) zur Stillförderung in Deutschland heraus.

11

Vergleiche sind schwierig, weil nur wenige Länder Stillstatistiken aufstellen. Mit Tab. 1 ist es möglich, einen groben Überblick zu schaffen. Waren Daten verfügbar, ist Voll-/Teilstillen angegeben. Wo sich nur Prozentangaben finden, wird nicht nach Voll-/Teilstillen unterschieden. Die Angabe (3,7%) bei der Slowakei kennzeichnet Mütter, die ihren Kindern Muttermilch mit der Flasche geben.

Der Vergleich der einzelnen Länder wird noch schwieriger dadurch, weil die Länder unterschiedliche Daten erheben und verschiedene Stilldefinitionen benutzen. Die WHO hat einheitliche Stilldefinitionen herausgegeben, die zur Zeit von der deutschen Nationalen Stillkommission bearbeitet werden.

Durch die Initiative »Stillfreundliches Krankenhaus« ist ein anderer Vergleich möglich. »The Babyfriendly Hospital-Initiative in Europe: Progress Report 1995« berichtet von 191 stillfreundlichen Krankenhäusern in Europa (Mitte Juni 1996 sind es schon 203). Davon befinden sich 56 in der Türkei, die hier weitgehend als nicht-europäisch, sondern eher als nahöstlich mit einer anderen Kultur angesehen wird. Von den übrigen 135 (147) sind weitere 56 (60) in Schweden, das für Europa einen Sonderfall darstellt. Die restlichen 79 (87) Krankenhäuser (neueste Angaben für Juni 1996 in Klammern) verteilen sich wie folgt:

Deutschland 4 (6); Dänemark 1 (2); Großbritannien 3; Finnland 1; Kroatien 2; Norwegen 29; Österreich 1; Polen 11; Rumänien 10 (11); Rußland 1; Schweiz 6 (7); Slowakei 2; Tschechische Republik 5; Ungarn 6.

Das sind 14 Länder, die meisten mit 6 oder weniger stillfreundlichen Krankenhäusern. Norwegen mit 29 ist eine lobenswerte Ausnahme.

Schweden (55/60) ist insofern eine Ausnahme, da die Begutachtungen der Krankenhäuser sich auf nationale Kriterien, die von den globalen Kriterien abweichen, beziehen. Teilweise wird dies auch in der Schweiz so gehandhabt. Diese Abweichung erschwert einen Vergleich der Krankenhauspraktiken. Es ist aber eindeutig, daß Schweden in seiner Stillstatistik gut abschneidet. Schweden hat eine Infrastruktur, die das Stillen sehr stark unterstützt:

1. Das Ministerium für Gesundheit und Soziales unterstützt das Stillen und die Initiative.

Land	Nach der Geburt	Mit 1 Monat	Mit 2 Monaten	Mit 3 Monaten	Mit 4 Monaten	Mit 6 Monaten	Mit 12 Monaten
Bulgarien	85%				40%		
Deutschland	55% stillen voll 28% stillen teilweise	58%		36,5%			
Irland	30%						
Italien	30% stillen voll						
Lettland	90%			30,2%		15,3%	
Luxemburg	58% stillen voll		44%				3,7%
Niederlande					24% stillen voll		
Schweden	95% stillen voll				55% stillen voll	65% stillen voll oder teilweise	
Slowakei	76% stillen voll (+3,7%) 19% stillen teilweise	60%		40%		20%	
Spanien	80%	60%		35% stillen teilweise			

2. Bis 1996 hat die Regierung eine volle Stelle für eine nationale Still-koordinatorin finanziert.
3. Es gibt in Schweden eine lange Tradition bewußter Stillförderung in Krankenhäusern.
4. Zeitgemäßes Stillmanagement ist in den Ausbildungsplänen für Ärzte und Krankenschwestern voll integriert.
5. Langfristige Unterstützung des Stillens ist seit Jahrzehnten durch die Stillgruppe Amningshjälpen gewährleistet.

Wo immer in Europa sich ein stillfreundliches Krankenhaus befindet, wird Stillen durch die Regierung gefördert, gibt es eine Vielfalt von Fort- und Weiterbildungen zum Stillen und/oder eine blühende Stillgruppenbewegung.

Schweiz (6/7) und Österreich (1) Die Initiative im deutschsprachigen Raum läuft unterschiedlich. In der Schweiz, ganz anders als in Deutschland oder Österreich, hat die Initiative nicht nur starke Unterstützung, sondern auch Finanzierung durch das schweizerische UNICEF-Komittee. Öffentlichkeitsarbeit und Training konnten deswegen großzügig durchgeführt werden. Gut ausgebaute Netzwerke der ehrenamtlichen Stillberaterinnen (La Leche-Liga) und der Laktationsberaterinnen IBCLC, in der Schweiz »diplomierte Stillberaterinnen« genannt, schafften eine solide Basis für die Begleitung der Mütter bei praktischer Stillhandhabung und Training des Gesundheitswesens im effektiven Stillmanagement. Diese Netzwerke, ähnlich denen in Österreich und Deutschland, sind von Anfang an bei der Initiative stark beteiligt – in der Planung, im Training, bei der Begutachtung der Krankenhäuser.

Ein heftiger ärztlicher Widerstand zu Teilen der 10 Schritte (besonders zu den Schritten 6 und 9) und zu den weltweit standardisierten Begutachtungsunterlagen und Prozeduren führte zu der Entscheidung, einen schweizerischen Fragenkatalog zu verwenden, der mehr an das schwedische Dokument als an die globalen Kriterien angelehnt ist. Die ersten Krankenhäuser wurden nach den globalen Kriterien begutachtet; die letzten nach den schweizerischen Kriterien. Welche Auswirkung so eine Abweichung von internationalen Kriterien haben wird, ist noch nicht ersichtlich.

In Schweden sorgen eine stabile Stillkultur und eine gut etablierte Stillberatung für hohe Stillquoten, auch noch 6 Monate nach der Geburt. Ob die breiten Netzwerke der schweizerischen Stillberaterinnen und Laktationsberaterinnen IBCLC in einer nicht so sehr für das Stillen geprägten Kultur ein ähnliches Wunder wirken können, wird sich zeigen.

Österreich hat sich, wie Deutschland auch, für die globalen Kriterien entschieden und arbeitet mit der deutschen Übersetzung des von UNICEF und WHO genehmigten Begutachtungsdokumentes. Die Stillberaterinnen – sowohl die der ehrenamtlichen La Leche-Liga- und die der Arbeitsgemeinschaft Freier Stillgruppen als auch die Laktationsberaterinnen IBCLC – die AGB International Baby Food Action Network (IBFAN) und andere Non Governmental Organisation (NGO) standen von Beginn an hinter der Initiative. Aus diesen Kreisen bot man Training für Gesundheitspersonal in Krankenhäusern an und bildete die ersten österreichischen Gutachterinnen aus. Anfang 1995, nach 2 Jahren Anlaufzeit, war es soweit: Das Krankenhaus Oberndorf wurde als stillfreundlich anerkannt.

Zusammenfassung

Stillen ist in Europa zu einem heißen (und heiklen) Thema geworden. Stillstatistiken sind nur sporadisch erstellt, und diese sind sehr unterschiedlich. Die Regierungen stehen auch ganz unterschiedlich dem Stillen gegenüber – von ablehnend bis zu federführend in der Stillförderung. UNICEF setzt sich für das Stillen in den verschiedenen Ländern auch unterschiedlich ein. In den Ländern, in denen die Stillquoten hoch sind oder Krankenhäuser als stillfreundlich anerkannt worden sind, hat fast immer eine bunte Mischung von NGO, Laktationsberaterinnen IBCLC, begeisterten Fachkräften des Gesundheitswesens und Stillberaterinnen das Feuer entzündet. Ausnahmen sind Rußland und Rumänien, wo UNICEF die Arbeit der Stillförderung in Gang gesetzt hat.

In 38 europäischen Ländern (40 mit der Türkei und Israel) ist die Initiative »Stillfreundliches Krankenhaus« eingeführt worden. Auch wenn ⅔ dieser Länder noch keine stillfreundlichen Krankenhäuser haben, hat die Babyfriendly Hospital-Initiative vieles für die Stillförderung erreicht: u. a. Stillmanagementtraining, Einführung eines Teiles der Richtlinien des Internationalen Kodex zur Vermarktung von Muttermilchersatzprodukten als Gesetz, Gründung von Nationalen Stillkommissionen, Förderung von Stillgruppen und Herausgabe vieler schriftlicher Informationen zum Stillen und zur Initiative. Die seit 1992 etablierte Weltstillwoche (1.–7. August; in Teilen Europas einschließlich Deutschlands in der 40. Woche [Ende September/ Anfang Oktober] gefeiert) wuchs auch aus der Initiative und dient dazu, regelmäßig das Stillen in der Öffentlichkeit bekanntzumachen.

Stillen als eine Selbstverständlichkeit in Deutschland und europaweit? Noch nicht. Dafür ist die Flasche als Norm viel zu stark eingeprägt. Zweifel an der Stillfähigkeit sind unter Müttern und deren medizinischen Begleitern viel zu verbreitet, die Bedeutung des Stillens und der Muttermilch noch sehr unterbewertet und die Bestrebungen der Industrie für künstliche Babynahrung, ihre Produkte zu verkaufen, noch viel zu erfolgreich. Wir haben aber die Hoffnung, daß die nächste Generation weniger Steine auf dem Weg zum Stillen finden wird.

Literatur   **1.** Bundesministerium für Gesundheit: Stillen und Muttermilchernährung, Beeinflussung von Werbung für Muttermilchersatznahrung auf das Stillen (Helga Pasch) 1988.
2. Bundesregierung: Gegenäußerung zur Stellungnahme des Bundesrates zum Entwurf eines Gesetzes über die Werbung für Säuglingsanfangsnahrung und Folgenahrung (Säuglingsnahrungswerbegesetz – SNWG) 1994.

3. HALAMOVÁ, V.: Breastfeeding in Slovakia in the Years 1980, 1985, 1990.

4. HALAMOVÁ, V.: Infant Feeding in Maternity Wards and Hospitals in Slovakia 1994.

5. IBLCE Regional Office for European, Middle Eastern and African Countries. International Board of Lactation Consultant Examiners Inc. 1995.

6. Nationale Stillkommission: Stillempfehlungen der Nationalen Stillkommission Deutschlands, Juni 1996.

7. RANKA, J.: Breastfeeding Rates in Latvia 1996.

8. Schweizerische UNICEF-Arbeitsgruppe für die Förderung des Stillens: Zehn Schritte zum erfolgreichen Stillen: Evaluationsunterlagen: Vorgehen zur Beurteilung, ob in Schweizer Spitälern eine stillfreundliche Pflege gemäss den Zehn Kriterien der WHO/UNICEF (Ten Steps to Successful Breastfeeding) geboten wird 1993.

9. UNICEF: Progress Report Babyfriendly Hospital-Initiative 1995.

10. UNICEF: The Babyfriendly Hospital-Initiative in Europe Progress Report 1995.

11. UNICEF/WHO: Babyfriendly Hospital Initiative Part III: External Assessors' Manual 1992.

12. UNICEF/WHO: Innocenti-Deklaration über Schutz, Förderung und Unterstützung des Stillens 1990.

13. UNICEF/WHO: Stillen – Schutz, Förderung und Unterstützung: Die besondere Rolle des Gesundheitspersonals 1989.

10 Schritte
zum erfolgreichen Stillen

Alle Einrichtungen, in denen Entbindungen stattfinden und Neugeborene betreut werden, sollten folgende 10 Anforderungen erfüllen:

1.

Schriftliche Richtlinien zur Stillförderung, die dem gesamten Pflegepersonal in regelmäßigen Abständen nahegebracht werden.

2.

Das gesamte Mitarbeiterteam in Theorie und Praxis so schulen, daß es diese Richtlinien zur Stillförderung mit Leben erfüllen kann.

3.

Alle schwangeren Frauen über die Vorteile und die Praxis des Stillens informieren.

4.

Müttern ermöglichen, ihr Kind innerhalb der ersten ½ Stunde nach der Geburt anzulegen.

5.

Den Müttern das korrekte Anlegen zeigen und ihnen erklären, wie sie ihre Milchproduktion aufrechterhalten können, auch im Falle einer Trennung von ihrem Kind.

6.

Neugeborenen zusätzlich zur Muttermilch weder Flüssigkeit noch sonstige Nahrung geben, wenn es nicht aus gesundheitlichen Gründen angezeigt scheint.

7.

»Rooming-in« praktizieren – Mutter und Kind erlauben zusammenzubleiben – 24 Stunden am Tag.

8.

Zum Stillen nach Bedarf ermuntern.

9.

Gestillten Säuglingen keinen Gummisauger oder Schnuller geben.

10.

Die Entstehung von Stillgruppen fördern und die Mütter bei der Entlassung aus der Klinik oder Entbindungseinrichtung mit diesen Gruppen in Kontakt bringen.

Stillempfehlungen der Nationalen Stillkommission Deutschlands

Stand: Juni 1996

Stillen ist die natürliche und beste Ernährungsform für den Säugling. Die Nationale Stillkommission schließt sich der Erklärung von WHO und UNICEF an (Innocenti-Deklaration, 1990), Bedingungen zu schaffen, die das Stillen fördern und die es stillwilligen Müttern ermöglichen, ihre Säuglinge 4–6 Monate ausschließlich zu stillen, bei geeigneter und ausreichender Beikost und so lange Mutter und Kind es wünschen. Da es in der Gesellschaft und in den Familien kaum noch eine Stilltradition gibt, übernimmt das medizinische Fachpersonal eine führende Rolle beim Wiederaufbau einer »Stillkultur«.

Die regelmäßige berufsbegleitende W e i t e r b i l d u n g der Ärzte (hier und in analogen Fällen sind immer beide Geschlechter gemeint), Schwestern, Hebammen und Kinderkrankenschwestern zu einem modernen Stillmanagement ist für eine wirksame Stillförderung notwendig.

Schriftliche Richtlinien zur Stillförderung – Pflegestandard Stillen

Eine wesentliche Voraussetzung für ein erfolgreiches »Stillklima« ist die E i n h e i t l i c h k e i t der Information, die vom medizinischen Fachpersonal in der jeweiligen Einrichtung an die Mütter weitergegeben wird. Diese Information sollte schriftlich vorliegen (Pflegestandard Stillen).

Die Beratung zu Vorteilen und zur Praxis des Stillens soll von allen, die Schwangere betreuen, erfolgen. Den werdenden Eltern ist objektives Informationsmaterial (z. B. Stillinformation im Mutterpaß) zu geben, das neuen wissenschaftlichen Erkenntnissen zu Laktation und Stillen entspricht.

Information in der Schwangerschaft über die Vorteile und die Praxis des Stillens

Die Einheit von Mutter und Kind während der Schwangerschaft soll nach der Geburt über den Hautkontakt, z. B. auch durch Bedding-in (Mutter und Kind in einem Bett) fortgesetzt werden. Der Wochenfluß ist für das Baby nicht gefährlich.

Wege zum erfolgreichen Stillen

Das erste Stillen sollte im Kreißsaal erfolgen, b e v o r das Kind gemessen, gewogen und gebadet wird. Bei der Auswahl geburtserleichternder Medikation ist die Frau über eventuelle Einflüsse auf ihr Befinden und die Agilität ihres Neugeborenen zu unterrichten und in die Entscheidung einzubeziehen. Frauen nach Kaiserschnittentbindung sollten den ersten körperlichen Kontakt mit ihrem Neugeborenen haben und stillen, sobald sie ansprechbar sind.

Das 24-Stunden-Rooming-in fördert das Selbstvertrauen der Mutter im Umgang mit ihrem Neugeborenen und gestattet häufige und lange Stillmahlzeiten. Ein enger körperlicher Kontakt ist für beide, Mutter und Kind, befriedigend, und das Kind weint weniger. Es kann entspannt und leichter nach Bedarf und ohne Einschränkung gestillt werden. Das fördert die Milchbildung sowie das gute Gedeihen des Kindes und vermeidet viele der sonst üblichen Stillschwierigkeiten.

Das Gesundheitspersonal muß den Müttern die korrekte Anlegetechnik in verschiedenen Stillpositionen zeigen. Eine Begrenzung der Stillzeit ist nicht erforderlich. Bei richtigem Anlegen können wunde Brustwarzen und andere Stillprobleme vermieden werden. Zur Pflege der Brustwarzen läßt man etwas Muttermilch antrocknen.

Brusthütchen und Brustsalben werden nicht empfohlen, sie sind besonderen Situationen vorbehalten.

Bei gesunden, reifen Neugeborenen besteht beim Stillen nach Bedarf und gutem Stillmanagement keine Notwendigkeit des Zufütterns. Trotz häufigen Anlegens und guter Anlegetechnik kann es in Einzelfällen in den ersten 3 Tagen erforderlich sein, nach ärztlicher Anweisung Glukose/Polymerlösungen (10%ig) n a c h dem Stillen anzubieten, und bei einer Gewichtsabnahme von mehr als 10% vom Geburtsgewicht kann nach dem 3. Lebenstag die Zufütterung von Säuglingsanfangsnahrungen notwendig werden. Später sollten Gewichtskontrollen nur in größeren Abständen zur Beurteilung des Gedeihens des gestillten Kindes erfolgen.

Wird bei einem gestillten Neugeborenen in der Zeit des Trinkenlernens kurzzeitig eine Zufütterung erforderlich, ist es empfehlenswert, statt Flasche andere Zufüttermethoden anzuwenden (z. B. Becher, Löffel, Fingerfütterung), um dem Risiko einer »Saugverwirrung« (nipple confusion) vorzubeugen.

Die Ernährung von untergewichtigen, kranken und frühgeborenen Kindern bedarf individueller ärztlicher Entscheidung.

Bei Erkrankungen der Mutter kann in besonderen Fällen das Stillen nicht möglich sein. Milchstau und beginnende Mastitis sind kein primärer Grund zum Abstillen, gute Brustentleerung (häufiges und korrektes Anlegen, evtl. zusätzliches Ausstreichen der Brust) beschleunigt das Abklingen der Symptome.

Bei der Verordnung von A r z n e i m i t t e l n sollte ein mit dem Stillen zu vereinbarendes Medikament gewählt werden. Ist das nicht möglich, ist das Stillen nur so lange zu unterbrechen, wie die Medikation notwendig ist.

Die stillende Mutter soll sich ausgewogen ernähren, nach Durst trinken und nicht rauchen.

Ärzte, Schwestern, Hebammen und Personal aus sozialen Berufen, die mit der Betreuung von Schwangeren und Müttern betraut sind, müssen dazu befähigt werden, praktische Hilfestellung bei der natürlichen Ernährung des Säuglings über längere Zeit zu geben und Stillproblemen vorzubeugen bzw. diese zu beseitigen.

Stillberatung fördern

Jede Klinik braucht einen Stillbeauftragten (Stillexperte). Er bzw. er ist neben der Betreuung stillender Mütter auch verantwortlich für die Erarbeitung der Stillrichtlinien, die Organisation der Weiterbildung und die Qualitäts- und Erfolgskontrolle zur Stillförderung der Einrichtung (siehe dazu auch Punkte 1–3, S. 24).

Für kurzfristige Besprechungen von Stillproblemen sollte den Müttern auch nach der Entlassung eine 24-Stunden-Klinikhotline zur Verfügung stehen.

In der Schwangerschaft, spätestens vor der Entlassung der Mutter aus der Klinik, ist auf das Angebot der gesetzlich gesicherten Hebammenhilfe im Wochenbett und ggf. darüber hinaus hinzuweisen.

An Gesundheitseinrichtungen, die über eine Stillexpertin bzw. einen Stillexperten (z. B. Laktationsberater IBCLC = International Board Certified Lactation Consultant) verfügen, kann eine Stillambulanz zur Behandlung und Betreuung von schwerwiegenden Problemen bei Laktation und Stillen das spezialisierte Betreuungsangebot erweitern.

Die Stillberatung hört nach der Klinikentlassung nicht auf. Durch den Kontakt zu örtlichen Stillgruppen (schon in der Schwangerschaft herstellen!) erhalten die Mütter Informationen und Unterstützung von erfahrenen stillenden Müttern. Informationsblätter zu Stillgruppentreffen mit Kontaktadressen und Telefonnummern sollen bei Klinikentlassung übergeben werden.

Stillempfehlungen der Frauenärztlichen Akademie sowie der Akademie für Kinderheilkunde und Jugendmedizin

Die Frauenärztliche Akademie und die Akademie für Kinderheilkunde und Jugendmedizin schließen sich grundsätzlich der Innocenti-Deklaration von WHO/UNICEF von 1990 zur Förderung des Stillens an (1). Nach dieser Erklärung soll allen Müttern ermöglicht werden, ihre Säuglinge 4–6 Monate ausschließlich zu stillen.

Abweichend von der Innocenti-Deklaration ist dagegen eine Stilldauer von mindestens 2 Jahren unter unseren Lebensbedingungen weder erforderlich noch wünschenswert.

Zur Förderung des Stillens in der Bundesrepublik schlagen die beiden Akademien folgende Maßnahmen vor:

Frühe Information

Mütter sollen bereits in der Schwangerenvorsorge über Vorteile und Praxis des Stillens informiert werden. Zur Förderung dieser Maßnahme wird von der nationalen Stillkommission ein Einlageblatt für den Mütterpaß ausgearbeitet, das die Vorteile des Stillens erläutert und über die Vorbereitungen und Schritte zum Stillerfolg informiert.

Unterrichtung

In der Entbindungseinrichtung werden den Müttern schriftliche Empfehlungen zum Stillen in ihrer eigenen Sprache ausgehändigt, und sie werden vom Personal eingehend beraten.

Stillbeauftragte

Zur Förderung des Stillens werden in den Entbindungseinrichtungen Stillbeauftragte benannt, mit folgenden Aufgaben:

1. dem Klinikpersonal eine positive Einstellung zum Stillen zu vermitteln;

2. das medizinische Personal durch regelmäßige Schulung über Theorie und Praxis des Stillens zu unterrichten;

3. den Aufenthalt von Mutter und Kind stillfreundlich zu gestalten;

4. für die Bereitstellung der zum Stillen notwendigen Materialien und Geräte zu sorgen;

5. regelmäßig Erfolgskontrollen über die Prozeß- wie auch die Ergebnisqualität durchführen.

Begrenzung des Zufütterns

Die Indikation für eine Ergänzung der Muttermilchernährung durch andere Nährstoffe ist vom behandelnden Arzt zu stellen.

24

Eine Ergänzung beschränkt sich auf f o l g e n d e M a ß n a h -
m e n :

1. Gesunde, reife Neugeborene können zusätzlich zur Muttermilch eine 10%ige Lösung von Glukose oder ein Glukose-
polymer für die ersten 72 Stunden erhalten. Falls die Gewichtsabnahme des Neugeborenen 10% des Körperge-
wichts nicht überschreitet, kann diese Phase der reinen Glu-
kose-Polymer-Zufütterung verlängert werden.

2. Mangelgeborene mit einem Körpergewicht unterhalb der
10er-Perzentile für das Gestationsalter bedürfen der zusätzlichen Energiezufuhr durch Zufüttern von (evtl. hydroly-
sierten) Kuhmilchprodukten nach dem Anlegen schon ab
dem 1. Lebenstag.

Alternative Ernährung A u s n a h m e n von der Ernährung mit Muttermilch betreffen:

1. Früh- und Neugeborene von Müttern, die sich nach Auf-
klärung über die Vorzüge der Muttermilch für Flaschennah-
rung entscheiden. Diese Mütter erfahren die gleiche Zuwendung wie stillende Mütter.

2. Kranke Früh- und Neugeborene nach Maßgabe des behandelnden Arztes. Hierzu gehören beispielsweise Früh- und
Neugeborene vor einer Operation, Früh- und Neugeborene
mit bestimmten Stoffwechselkrankheiten oder schwerem
Flüssigkeitsverlust.

3. Früh- und Neugeborene, deren Mutter an Tuberkulose oder
Zytomegalie erkrankt ist; HIV-positiv ist; HBsAg-positiv
ist, wenn das Neugeborene nicht unmittelbar nach der Geburt aktiv geimpft wurde; Zytostatika, radioaktive Substan-
zen oder andere das Kind potentiell gefährdende Medika-
mente erhält; an einer akuten, das Kind gefährdenden Psy-
chose leidet.

Selbstverpflichtung Kliniken, die sich schriftlich gegenüber der frauenärztlichen
Akademie zur Einhaltung dieser Regeln verpflichten, erhalten
von ihr ein Zertifikat mit der formalen Bestätigung der Selbstverpflichtung.

Eine externe Zertifizierung und Kennzeichnung von Krankenhäusern als »babyfreundlich« oder »stillfreundlich« wird von
den Akademien abgelehnt.

Literatur

1. Innocenti Declaration on the Protection, Promotion and Support of Breastfeeding, Florence, Italy, 1. August 1990. UNICEF, Nutrition Cluster (H-8F), New York.

Prof. Dr. H. HEPP, München
Vorsitzender der Frauenärztlichen Akademie

Prof. Dr. J. SPRANGER
Sprecher der Akademie für Kinderheilkunde
und Jugendmedizin

Stillmanagement

ERIKA NEHLSEN, Porta Westfalica

Die deutsche Sprache hat für die Ernährung mit Muttermilch ein schönes Wort: »Stillen«. Stillen bedeutet mehr als nur Hunger zu stillen, es bedeutet auch dem Bedürfnis nach körperlicher Nähe, Liebe und Zuwendung nachzukommen. Stillen bezeichnet eine der engsten zwischenmenschlichen Beziehungen: die Symbiose zwischen Mutter und Kind.

Bei dem Begriff Stillen als Tätigkeit wird immer die Mutter als aktiver Partner dargestellt, obwohl der Säugling durch seine Aktivität das Stillen maßgeblich steuert. Bei Stillen nach Bedarf ist es der Säugling, der von Anfang an Häufigkeit, Länge und Dauer seiner Stillmahlzeiten aufgrund seines Verlangens bestimmt. Die Aktivität des Säuglings, das Trinken an der Brust ist es auch, was die Milchproduktion anregt, die Milchmenge seinen Bedürfnissen anpaßt und den Milchspendereflex auslöst, der die Milch fließen läßt. So liegt nahe, daß die Interaktion von Mutter und Kind als Stillpaar wesentlich von der Eigenaktivität des Kindes geprägt wird.

Weiterhin hat die Natur dafür gesorgt, daß der Säugling beim Stillen nicht nur Nahrung erhält. Jedes Trinken an der Brust führt auch zur Ausschüttung von Hormonen bei der Mutter, die bewirken, daß die Mutter ausgeglichener ist und kindgerechter auf die Signale ihres Säuglings reagiert. So sorgt der Säugling, dessen Überleben von der Fürsorge anderer abhängig ist, beim Stillen selbst dafür, seine Umwelt so optimal wie möglich zu gestalten.

Wegen der grundlegenden und langanhaltenden Effekte des mütterlichen Einflusses auf die psycho-physiologischen Funktionen des Kindes bis ins Erwachsenenalter ist die Existenz eines solchen Puffersystems für die Mutter-Kind-Beziehung und Interaktion von großer Bedeutung (Abb. 1). Stillen kann somit als präventive Maßnahme für die ungestörte emotionale und soziale Entwicklung angesehen werden. Die rein biologischen Vorteile einer artgerechten Ernährung, Immunschutz und Allergieprophylaxe sollten dabei nicht außer acht gelassen werden. Für die körperliche und geistige Entwicklung des gestillten Kindes ist das ein großer Vorteil.

Das erfolgreiche Stillen sorgt für eine Beziehung zwischen Mutter und Kind, die auch für die Mutter ihre Vorteile hat. Stillende Mütter ziehen Befriedigung daraus, ihr Kind selbst ernähren zu können. Sie schätzen diese besondere Verbindung mit ihrem

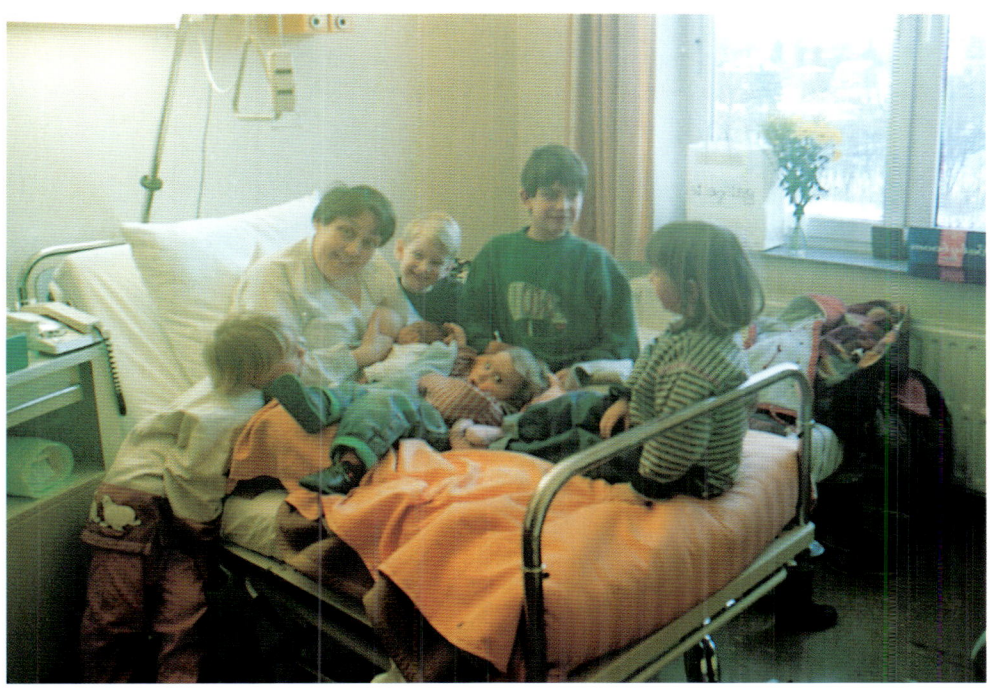

Abb. 1
Besuch der Familie
am 1. Tag nach der Geburt;
die Mutter hat Zuwendung
auch für die älteren Kinder

Kind. Körperlich hat das Stillen für Mütter den Vorteil, daß es die Rückbildung der Gebärmutter fördert, die Blutungsneigung mindert und zur Laktationsamenorrhö führt. Dadurch kann sich der Eisenspiegel der Mutter schneller erholen. Außerdem mindert Stillen die Inzidenz einiger Krankheiten, die bei Müttern auftreten können (Brustkrebs, Ovarkrebs, Osteoporose).

Überblick

Das Wichtigste ist die einheitliche Information des gesamten, Mutter und Kind betreuenden Personals (Ärzte, Hebammen, Kinder- und Wochenbettschwestern). So wird sichergestellt, daß die Mutter nicht durch unterschiedliche Anweisungen verunsichert wird, sondern eine einheitliche Betreuung erfährt.

Das Stillverhalten von Säuglingen kann, vor allem in den ersten Tagen, je nach Temperament und Allgemeinzustand des Babys unterschiedlich ausfallen.

Es gibt aber ein G r u n d m u s t e r, an das sich die meisten gesunden, termingerechten Neugeborenen halten: Nach dem ersten Stillen gleich nach der Geburt verlangt ein Baby am 1. Tag üblicherweise 3× gestillt zu werden, am 2. Tag schon etwa

29

4–6×, und am 3. Tag, meist zusammen mit dem initialen Milcheinschuß, stellt sich langsam das intensive Saugbedürfnis des Babys ein, bei dem der Säugling 8–12×/24 Stunden gestillt werden will; d. h. im Abstand von 2–3 Stunden, häufig sogar öfter, mit einer längeren (etwa 4 Stunden) Schlafpause/Tag, die aber nicht nachts sein muß!

Im weiteren Verlauf der Stillzeit sollte das gesunde, nicht beeinträchtigte Kind dann immer nach Bedarf (auch nach dem Bedarf der Mutter!) gestillt werden. Es ist wichtig, von Anfang an darauf zu achten, daß der Säugling korrekt angelegt wird, wobei die Berührung des kindlichen Kopfes durch die Person, die der Mutter beim Anlegen hilft, zu vermeiden ist, um den Suchreflex nicht zu stören.

Es ist sinnvoll, das Baby anfangs immer an beiden Brüsten für etwa 10 Minuten pro Seite anzulegen. Die Zeit ist erforderlich, weil es zu Beginn der Stillbeziehung 5 Minuten dauern kann, bis der Milchspendereflex ausgelöst wird, der die fetthaltige Hintermilch nach vorn in die Brust bringt und so dem Baby ermöglicht, satt zu werden. Man braucht auch keine Angst zu haben, daß die Brustwarzen davon wund werden, denn wenn das Kind richtig angelegt ist, wird die Brustwarze minimal belastet.

Muttermilch ist – anders als Kuhmilchpräparate – sehr leicht verdaulich und ganz an die Bedürfnisse des Kindes angepaßt. Sie gerinnt kleinflockig und bleibt je nach Menge nur etwa 45–90 Minuten im Magen des Babys. So lange dauert es auch etwa, bis die Brust sich wieder mit einer vergleichbaren Menge Milch gefüllt hat.

Es ist normal für ein Stillkind, daß es im Vergleich zu Flaschenkindern viel häufiger gestillt werden muß. Für die Entwicklung des Kindes bietet das g r o ß e V o r t e i l e, weil sich die Mutter so automatisch öfter mit ihm beschäftigt und dadurch seine soziale und intellektuelle Entwicklung fördert. Die Flasche gebende Mutter hingegen verbringt einen großen Teil ihrer Zeit damit, Flaschen zuzubereiten und vor allem, sie hinterher peinlich sauber zu reinigen. Man braucht also für das Stillen nicht unbedingt mehr Zeit als für künstliche Babyernährung.

Neugeborene haben das Talent, die für ihr Überleben notwendigen Fähigkeiten schnellstens zu erlernen. Sie lassen sich

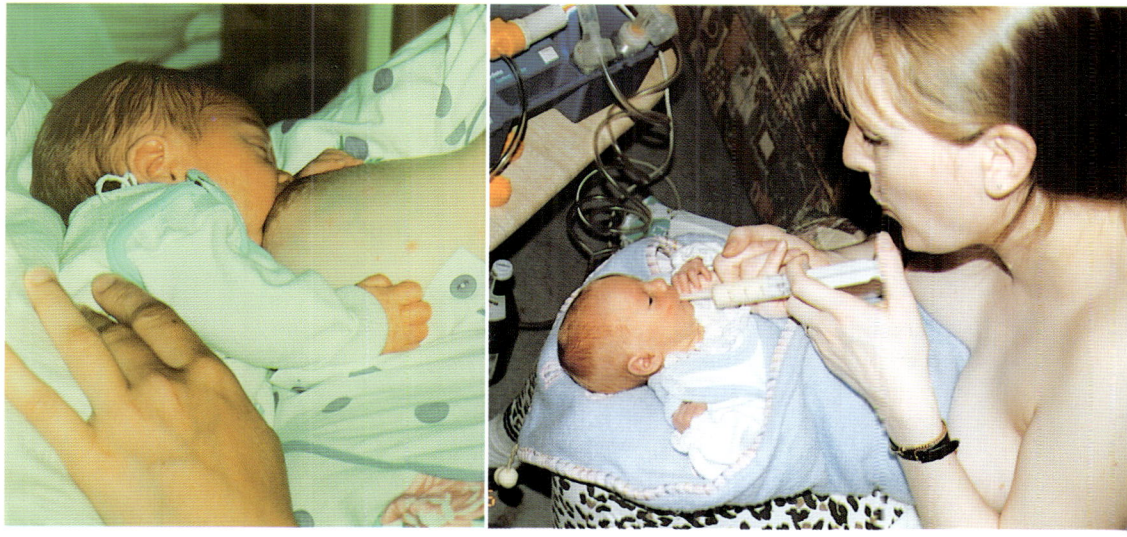

Abb. 2
Neugeborenes,
8 Stunden alt, gut angelegt
im Wiegengriff

Abb. 3
Säugling, geboren in der
35. SSW, 2380 g Geburts-
gewicht, 11 Tage alt, 2200 g,
jetzt zu Hause, Zufüttern
durch Fingerfeeding wegen
Saugschwäche mit frisch
gepumpter Muttermilch

dabei von ihren am weitesten entwickelten Sinnen, Geruch, Ge-
schmack und Tastsinn leiten. Wir wissen, daß gestillte Neugeborene schon mit 3 Tagen die Milch ihrer eigenen Mutter am
Geruch erkennen, während sie auf die Milch anderer Mütter
oder künstliche Babynahrung nicht reagieren. Es ist klar, daß
die Brust anders riecht, schmeckt und sich anders anfühlt als alle
künstlichen Saughilfen. Außerdem ist die stillende Brust meß-
bar wärmer als eine nicht stillende Brust (Abb. 2).

Somit ist es wichtig, die natürlichen Abläufe in der Neugebore-
nenphase nicht zu irritieren oder zu unterbrechen.

Die Mütter müssen darüber informiert werden, daß das Neugeborene nichts anderes zum Saugen haben sollte als die mütterliche Brust – k e i n e Beruhigungssauger, k e i n e Flaschensauger,
k e i n e Brusthütchen! Dies mag für viele Mütter überraschend
sein, und wir müssen ihnen erklären, daß das erfolgreiche Stillen
durch künstliche Sauger in Frage gestellt werden kann.

Ein Kind, das nicht durch sein Hungergefühl dazu motiviert
wird, effektvoll und lange genug an der Brust zu saugen, sorgt
auch nicht für einen hohen Prolaktinspiegel bei der Mutter, der
durch das Saugen an der Brustwarze entsteht. Erst dieser Saugreiz veranlaßt die Hirnanhangdrüse, Prolaktin auszuschütten,
das wiederum die Milchbildung fördert. Dieser Saugreiz ist
auch verantwortlich für die Auslösung des Milchspendereflexes.

Oxytocin wird aus der Hirnanhangdrüse freigegeben. Das ist das zweite wichtige Hormon bei der Milchbildung. Es veranlaßt die Muskelzellen, die um die Alveolen der Brustdrüse und der Milchgänge liegen, sich zusammenzuziehen, so daß die Milch nach vorne in die Milchreservoire gepreßt wird, wo sie für das Kind erreichbar ist. Ohne den Milchspendereflex ist die fetthaltige Hintermilch für das Neugeborene nicht erreichbar, die Brust wird auch nicht ausreichend geleert. Wird die Brust aber nicht häufig und gut genug geleert, bildet sich nicht so viel Milch nach.

Bei einer normalen Stillmahlzeit werden etwa 80% der vorhandenen Milchmenge getrunken. 20% verbleiben in der Brust. Erst wenn diese 20% angegriffen werden, ist das, neben dem hohen Prolaktinspiegel, ein Signal für die Brust, mehr Milch zu bilden. Saugt das Neugeborene also nicht lange genug, um für die ausreichende Ausschüttung von Prolaktin und Oxytocin zu sorgen, weil ihm durch Zufüttern der Anreiz dazu genommen wurde, kann eine gute Milchbildung nicht in Gang kommen!

Muß aus medizinischen Gründen zugefüttert werden, sollten alternative Zufütterungsmethoden wie Fingerfütterung, Becher, Medikamentenschiffchen oder Löffel verwendet werden, um den Säugling nicht in seinem Saugverhalten zu irritieren (Abb. 3).

Es ist aus mehreren Gründen sehr wichtig, das Baby korrekt anzulegen:

Anlegetechniken

1. um wunde Brustwarzen der Mutter zu vermeiden;
2. um die Brust gut leeren zu können, damit keine Stauungen entstehen und die Milchproduktion optimal angeregt wird;
3. damit das Baby ohne große Anstrengung trinken kann, gut gedeiht und keine Koliken entwickelt.

Die Mutter sollte immer gut gestützt sitzen oder liegen, damit sie ihr Kind bequem mit dem Kopf auf Höhe der Brustwarze halten kann und das Baby nicht zu schwer wird. Wenn der Arm abrutscht, der das Baby hält, weil er nicht unterstützt wird, kann das zu wunden Brustwarzen und schlechter Leerung der Brust führen. Außerdem kann der Milchspendereflex beeinträchtigt sein, wenn die Mutter verspannt ist.

1. Das Kind muß mit dem ganzen Körper der Mutter zugewandt sein, damit es den Kopf nicht drehen muß, um die Brust gut erfassen zu können. Hat das Baby Ohr, Schulter und Hüfte in einer Linie, ist es in der richtigen, für das Kind bequemsten Stillhaltung. Es kann dann Atmen, Saugen und Schlucken leichter koordinieren und ermüdungsfrei trinken.

2. Kissen sind sehr hilfreich, um das Neugeborene hoch an die Brust der Mutter zu bringen und es dort während der gesamten Stillmahlzeit zu halten. Dies ist besonders wichtig für Mütter nach einer Kaiserschnittentbindung, wenn sie im Wiegengriff stillen, da ein Kissen dann zusätzlichen Schutz für die Bauchwunde vor den strampelnden Beinchen des Kindes bietet.

3. Die Mutter sollte die Brust im »C«-Griff anbieten: die Finger unter der Brust liegend, so daß die ganze Brust auf der Hand ruht, dabei darauf achten, daß die Finger weit genug von der Brustwarze entfernt sind. Der Daumen ruht lose oben auf der Brust. Man kann ihn benutzen, um durch leichten Druck auf das Brustgewebe die Brustwarze zu bewegen und so die Lippen des Babys berühren, um es dazu zu bringen, den Mund weit auf Höhe der Brustwarze zu öffnen.

4. Die Brustwarze soll beim Anlegen auf Höhe des kindlichen Mundes sein, damit das Baby später nicht an der Brustwarze hängt, der Mutter Beschwerden verursacht und selbst die Brust nicht gut leeren kann.

5. Die Zunge des Babys soll die untere Kieferleiste bedecken, damit die Melkbewegung zur Leerung der Milchreservoire gut ausgeführt werden kann.

6. Das Neugeborene erst dann schnell an die Brust ziehen, wenn der Mund weit geöffnet ist. Wenn das nicht sofort gut klappt, wiederholen, nachdem das Vakuum mit dem Finger gelöst wurde. Der Mund muß weit offen sein, damit das Baby viel Brustgewebe mit in den Mund nehmen kann. Es muß nämlich die Milchreservoire, die etwa 2–3 cm hinter der Brustwarze liegen, mit der Zunge und dem Unterkiefer leeren. Man kann das Baby ruhig erst einmal sehr eng an die Brust ziehen, ohne Angst haben zu müssen, daß es keine Luft bekommt. Hat es die Brust gut erfaßt, kann man mit dem Arm etwas nachgeben. Am besten zieht man einfach das Gesäß des Babys näher an die Mutter. Das ändert den Winkel von der Nase zur Brust, so daß das Kind frei atmen kann (Abb. 4).

7. Die Lippen müssen glatt um den Warzenhof liegen. Sie dürfen nicht nach innen gesaugt werden, da das Kind sonst kein gutes Vakuum bilden und nicht effektiv trinken kann.

8. Das Vakuum wird immer gelöst, bevor man das Baby von der Brust nimmt. Man steckt einfach den Finger in den Mundwinkel des Babys. Das ist wichtig, um die Brustwarzen zu schonen.

9. Der Kopf des Kindes sollte möglichst bei der Hilfestellung nicht mit der Hand berührt werden, da das den Such-/Saugreflex des Kindes stört. Bei sehr empfindlichen Kindern kann man ein Deckchen oder eine Windel dazwischen legen. Beim Anlegenhelfen ist es ideal, den Arm der Mutter, der das Kind hält, zu führen. Dann besteht keine Gefahr, das Kind zu berühren und in seinem Suchverhalten zu irritieren. Auch kann die Mutter so leichter nachvollziehen, was sie machen muß, um ihr Kind selbst anzulegen. *Man bringt immer das Kind zur Brust, nie die Brust zum Kind! Denn: die Brust ist angewachsen, das Baby nicht!*

Wird das Neugeborene nicht in der beschriebenen Art in guter Stillposition angelegt, kann es entweder leicht die Brustwarze verlieren, sie zerren oder verdrehen und so wunde Brustwarzen verursachen.

Schlechtes Anlegen ist oft mit geringer Milchbildung verbunden. Wunde Brustwarzen und geringe Milchmengen sind die Hauptgründe, warum Mütter Beruhigungssauger und Flaschen sowie auch Brusthütchen verwenden, die dann in den Regelkreis von Angebot und Nachfrage eingreifen und zum frühen und ungewollten Abstillen führen.

Die Anlegetechniken sind immer zu beachten, egal, welche Stillposition angewendet wird.

Die Mutter sitzt bequem durch Kissen gestützt in einem geräumigen Sessel, auf der Couch oder im Bett. Sie hält das Kind im Arm, der Nacken des Kindes ist gut gestützt in ihrer Ellenbeuge, das Kind seitlich liegend, Bauch an Bauch mit der Mutter. Das untere Ärmchen liegt zwischen den Körpern von Mutter und Kind, der Rücken ist durch den Arm der Mutter gestützt, Gesäß oder Oberschenkel fest in der Hand der Mutter. Der Mund des Kindes ist auf Höhe der Brustwarze. Die andere Hand der Mutter hebt die Brust an, die Finger etwa 3 cm unter-

Stillpositionen

Wiegengriff

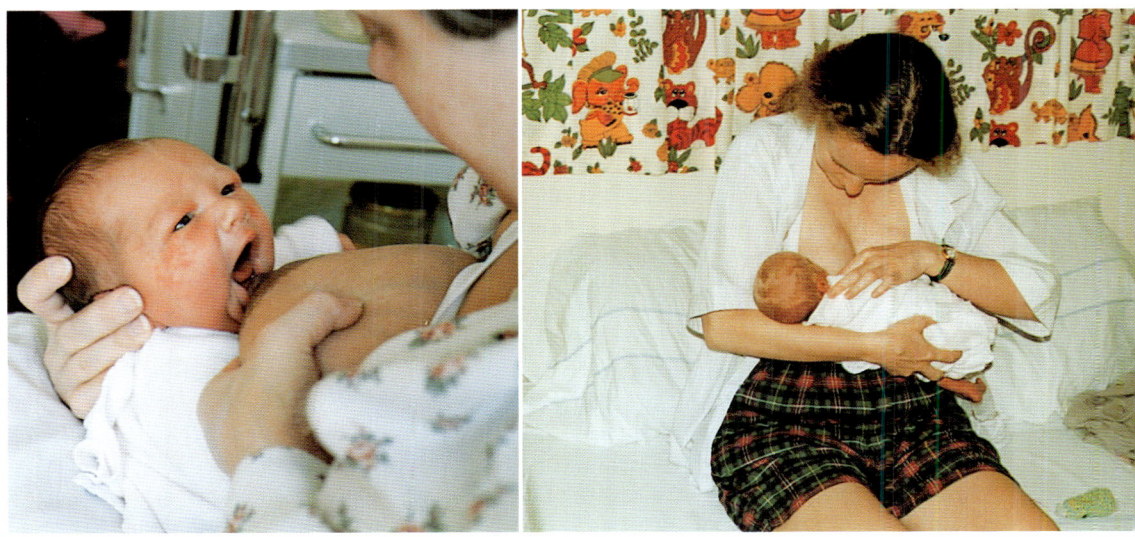

4 5

Abb. 4
Mund weit auf

Abb. 5
Stillen auf der
Frühgeborenenstation,
Rooming-in,
guter Wiegengriff

und der Daumen ca. 3 cm oberhalb der Brustwarze, damit das Kind genug Gewebe erfassen kann (Abb. 5).

Es ist wichtig, darauf zu achten, daß der Körper des Kindes gut durch Kissen unterstützt wird. Muß die Mutter während des Stillens das Gewicht des Kindes mit dem Arm halten, wird es ihr bald zu schwer. Als Folge sinkt der Arm ab, das Kind rutscht aus der richtigen Position an der Brust herunter, bis es nur noch an der Brustwarze saugt, kaum Milch bekommt und die Brustwarze wund wird.

Stillen im Liegen

Es ist für jede Mutter wichtig, diese Stillposition gut zu lernen, da es das Stillen besonders nachts oder wenn die Mutter sich unwohl fühlt viel angenehmer macht. Die Mutter liegt dabei auf der Seite, der untere Arm liegt nach oben, stützt den Kopf der Mutter oder hält das Baby. Eine Rolle oder ein Kissen stützen den Kopf der Mutter. Dabei ist es wichtig, nur Hals und Kopf zu stützen und nicht auch die Schultern, um eine unangenehme Seitenneigung des Kopfes zu vermeiden. Der Rücken ist gut durch Kissen oder das Deckbett gestützt. Man kann das Deckbett ganz einfach unten am Rücken feststopfen (Abb. 6 u. 7).

Das Baby ist Bauch an Bauch zur Mutter gedreht, der Mund in Höhe der Brustwarze, der Rücken durch Kissen oder eine Rolle gestützt. Das Baby kann auch im Arm der Mutter gehalten werden, der dann durch ein Kissen oder eine Rolle gestützt werden

35

kann. Bei oben liegendem Arm kann die Mutter das Kind an der Schulter halten und es so an die Brust heranziehen, wenn es den Mund weit geöffnet hat.

Ist die erste Brust leergetrunken, kann die Mutter mit dem Kind auf dem Bauch auf die andere Seite rollen und die andere Brust anbieten. Oder sie bringt einfach die obere Schulter und das obere Bein etwas weiter vor, bis die andere Brust in Reichweite des Kindes ist, das dann halb seitlich auf dem Rücken liegt, parallel zur Mutter. Dies ist besonders nach Kaiserschnitt einfacher, weil weniger anstrengend.

Man hält das Baby wie ein Brot unter dem Arm. Die Mutter sollte gut gestützt im Bett halb aufgerichtet liegen oder bequem sitzen. Die liegende Mutter hält im Rückengriff das Kind an der Brust und stillt, dabei werden Arm und Nacken durch Kissen unterstützt. Das Kind liegt dabei Hüfte an Hüfte mit der Mutter, so daß es der Brust wieder mit dem ganzen Körper zugewandt ist. Dies ist eine sehr bequeme Stillhaltung nach einem Kaiserschnitt, weil so die Naht auf dem Bauch nicht belastet wird. Außerdem kann die Mutter so auch die Seite ohne fremde Hilfe wechseln, indem sie das Baby einfach hoch zieht, es hoch auf ihre Brust legt und dann einfach auf die andere Seite schiebt (Abb. 8).

Rückengriff

Abb. 6
Stillen im Liegen, seitlich; die Mutter hat den unteren Arm nach oben gelegt

Abb. 7
Stillen im Liegen, seitlich; der Säugling liegt auf Mutters unterem Arm

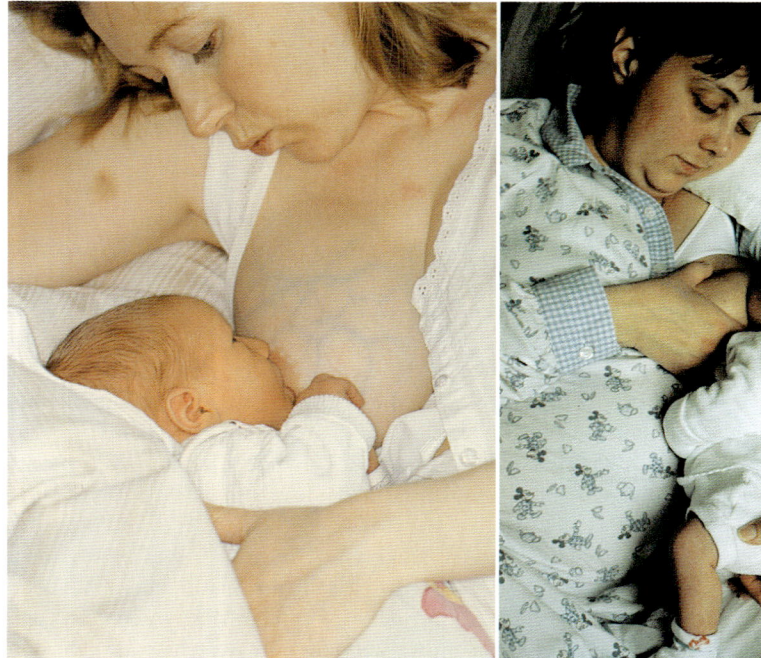

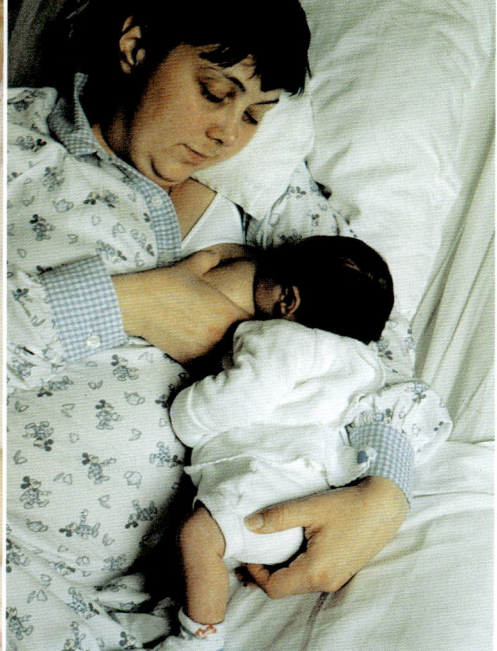

6

7

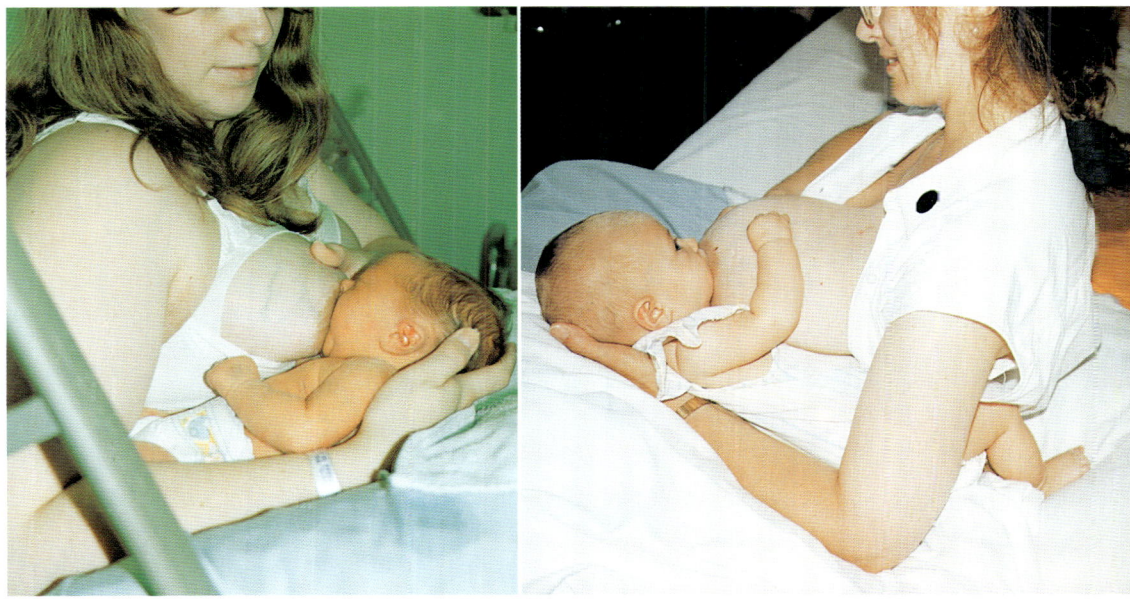

Abb. 8
Rückengriff beim initialen Milcheinschuß

Abb. 9
Stillen im Rückengriff bei sehr großer Brust; Säugling 10 Wochen alt

Um die Situation für eine Mutter nach Kaiserschnitt komfortabler zu machen, sollte sie eine große Schaumstoffrolle unter den Knien haben oder eine Stütze unten im Bett, um die Füße abstützen zu können. Je nach Befinden der Mutter braucht sie in den ersten Tagen unbedingt Hilfe beim Anlegen.

Der Rückengriff ist die ideale Stillposition für Frauen mit sehr großem Busen, da der Kopf des Kindes so am leichtesten zu kontrollieren ist, für Frauen mit initialem Milcheinschuß, weil bei dieser Stillposition durch den Oberarm der Mutter kein Druck auf die Brust ausgeübt wird, für schlecht gedeihende Kinder, weil im äußeren Quadranten der Brust mehr Drüsengewebe ist als im inneren und daher dort auch mehr Milch gebildet werden kann, und für fast alle Schwierigkeiten kindlicher bzw. mütterlicher Art (Abb. 9).

Dieser Griff hat sich als hilfreich erwiesen, weil die Frauen dabei das Anlegen und Stillverhalten ihres Kindes am besten kontrollieren können.

Fazit Alle 3 Positionen sollten im Tagesverlauf verwendet werden. Diese Variationen sind aus 2 Gründen nützlich:

1. Der stärkste Druck auf das Gewebe der Brustwarze und des Warzenhofes ist nicht immer an derselben Stelle. Es werden

37

daher das Wundwerden und die Entwicklung von Druckstellen verhütet.

2. Es werden nicht immer dieselben Milchgänge gut und andere Milchgänge weniger gut geleert. Dies beugt einem Milchstau vor und sichert eine ausreichende Milchmenge, da das gesamte Drüsengewebe zur Milchbildung angeregt wird.

Wird das Baby von Anfang an richtig angelegt, lassen sich etwa 80% der üblichen Stillprobleme, wie wunde Brustwarzen, Milchstau bzw. Mastitis und schlechte Gewichtszunahme vermeiden, und das Stillen wird eine angenehme, beruhigende Erfahrung für Mutter und Kind. Das hat einen gut entwickelten Milchspendereflex, gute Milchproduktion und ein sattes, wohlgenährtes Kind zur Folge.

Das Kind kann bei korrekten Stillpositionen ein gutes Vakuum um die Brust bilden und daher leicht und effektvoll saugen, ohne die Brustwarzen wundzureiben. Da es den Mund beim Anlegen weit aufmacht, kann es die Milchreservoire unter dem Warzenhof gut leeren und so an die fetthaltige Hintermilch gelangen, die dafür sorgt, daß es gut gedeiht und die Stillmahlzeit nicht übermäßig lange dauert. Weil es nicht den Kopf zu drehen braucht, um an die Brust zu kommen, kann es Atmen, Saugen und Schlucken besser koordinieren und schluckt weniger Luft, so daß es nicht vor Unbehagen an der Brust weint.

Die richtige Stillposition ist vielleicht der wichtigste Teil der Stilltechnik, da sie so viele Probleme, die nur schwierig oder gar nicht zu lösen sind, gar nicht erst aufkommen läßt.

Hohlwarzen sind oft ein Grund für früh einsetzende Probleme. In vielen Kliniken ist noch immer der Glaube verbreitet, daß sie ein Stillhindernis sind und allenfalls mit Hütchen gestillt werden kann. Aber Babys saugen an der Brust, nicht an der Brustwarze! Wird den Neugeborenen dieser Mütter nicht durch künstliche Sauger ein starker Saugreiz geboten, begnügen sie sich erfolgreich mit dem, was die mütterliche Brust zu bieten hat.

Unterschiedliches Verhalten an der Brust

Hohlwarzen

Die Vorbereitung in der Schwangerschaft mit Brustwarzenformern ist ideal. Diese Former wirken auch noch nach der Geburt, wenn sie zwischen den Stillzeiten getragen werden (Achtung beim initialen Milcheinschuß: Former dürfen nicht durch einen zu engen Büstenhalter auf die Brust gepreßt werden: dies

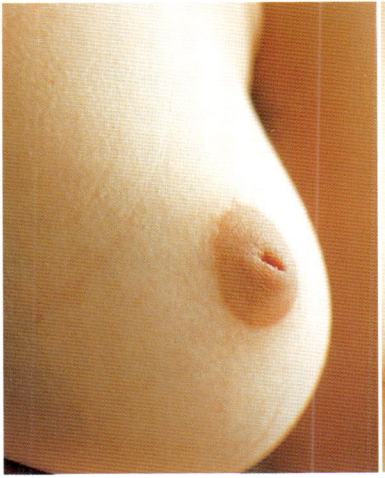 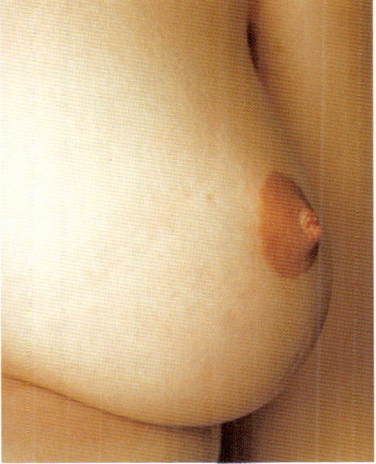 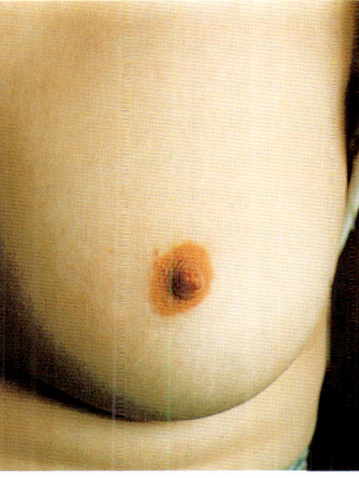

Abb. 10
Hohlwarzen, 25. SSW

Abb. 11
Mutter wie Abb. 10,
5 Wochen nach Beginn
des Tragens von
Brustwarzenformern

Abb. 12
Mutter wie Abb. 10 und 11,
4 Jahre nach dem Abstillen
nach 5monatiger Stillzeit

kann Stau auslösen; auch im weiteren Verlauf der Neugeborenenperiode auf guten Sitz des Büstenhalters achten). Gutes Anlegen und auch Positionieren ist für diese Stillpaare extrem wichtig!

Ist die Brust sehr voll, vor dem Stillen etwas Milch im Bereich hinter der Brustwarze von Hand entleeren, um dem Baby das Erfassen der Brust zu erleichtern. Muß das Baby einer Mutter mit Hohlwarzen zugefüttert werden, sollte das mit dem Becher geschehen, um dem Säugling keinen stärkeren Saugreiz zu bieten als die mütterliche Brust es kann. Den Einsatz von Brusthütchen zu vermeiden, da sie außer Saugverwirrung auch noch etliche andere Probleme aufwerfen, sollte jede Anstrengung wert sein (Abb. 10–12).

Schläfriges Baby

Äußere Umstände sind oft der Grund für die »Trinkfaulheit« des Säuglings: Baby ist zu warm angezogen = überflüssige Kleidung entfernen; Baby ist satt = alle andere Nahrung und Flüssigkeit außer Muttermilch weglassen; Baby bekommt nicht ausreichend Stimulation = Herzschlag, Stimme, Geruch und Körperwärme der Mutter sind wichtige Anreize für den Säugling, die ihm durch Hautkontakt und Interaktion mit der Mutter geboten werden, Bedding-in!

Ist der Säugling nach Beseitigung der störenden Einflüsse immer noch schläfrig, wecken durch: ausziehen = Hautkontakt, Temperaturreiz; gezielt und bestimmt ansprechen; in aufrechte Haltung bringen = Gleichgewichtssinn anregen, evtl. »Schlafpuppentechnik« anwenden; Saugreflex durch Berührung der Wangen, Lippen anregen.

Rooming-in und Bedding-in ist auch bei schläfrigen Kindern hilfreich. Durch Beobachtung des Kindes kann die Mutter Anzeichen erkennen, wann es zum Saugen bereit ist und so optimale Voraussetzungen zum Stillen haben.

Kann das Baby nicht geweckt werden: Stillversuch im Schlaf, nicht aufregen, nächste Stillzeit wieder versuchen; anhaltend apathische Kinder untersuchen (Abb. 13 u. 14).

Verweigert ein Kind die Brust, achte man auf f o l g e n d e Faktoren:

Brustverweigerung

1. Die Mutter muß durch Entleeren von Hand oder durch Pumpen die Milchbildung aufrechterhalten.

2. Wie ist der Allgemeinzustand der Mutter? Wieviel Milch hat sie? Hat sie wunde Brustwarzen? Milchstau/Mastitis? Gibt es gesundheitliche Probleme?

3. Liegen psychologische Probleme vor? Wie steht der Vater zu der aktuellen Situation? Wenn es ein Problem gibt, muß es behoben werden.

4. Wie ist der Allgemeinzustand des Kindes? Gibt es gesundheitliche Probleme? Gewichtsentwicklung? Soor? Bäumt es sich auf an der Brust?

5. Wie gestaltet sich das aktuelle Stillmanagement? Wie oft und wie lange wird gestillt? Sind Anlegen und Stillposition korrekt? Gibt es Nachtmahlzeiten? Wie verlaufen sie? Wird das Kind zugefüttert? Wenn ja, wie und was?

6. Was ist die Schwierigkeit beim Stillen? Wann haben die Schwierigkeiten begonnen? Genaue Beschreibung der Symptome. Was wurde bislang unternommen? Was hat die Hilfe bewirkt?

7. Wie ist die Mutter-Kind-Beziehung? Wie sind die Gefühle der Mutter? Ist sie angespannt? Die Spannung kann sich durch unbewußte Muskelanspannung ausdrücken, auch wenn die Mutter ruhig erscheint, Aufregung/Spannung verändern n i c h t die Zusammensetzung der Muttermilch! Wie hält sie ihr Baby? Wie läuft die Interaktion zwischen ihnen? Wo schläft das Baby?

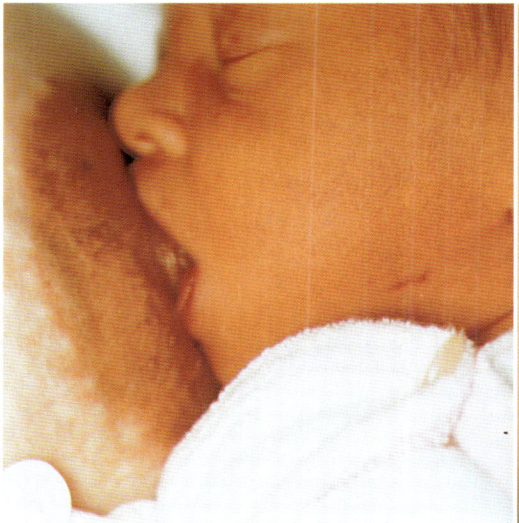 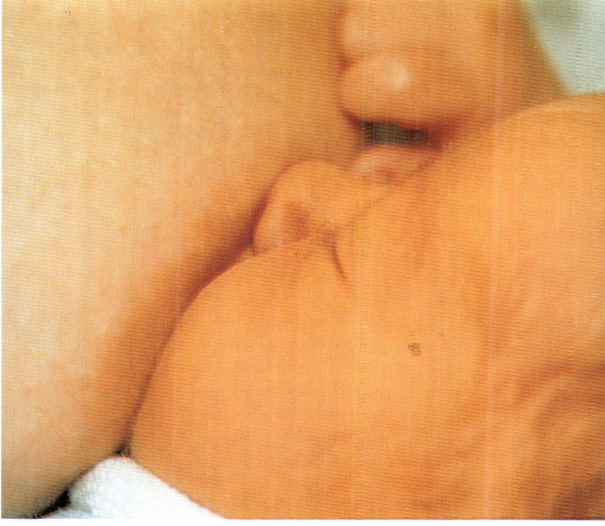

Abb. 13
Schläfriger Säugling,
Erfassen der Brust

Abb. 14
Schläfriger Säugling,
Brust gut erfaßt

**Säuglinge mit
besonderen
Pflegeanforderungen**

Probleme, mit denen die Mutter nicht fertig wird (finanzielle, partnerschaftliche oder Anpassungsprobleme im Wochenbett, Versagensängste usw.) können zur unbewußten Verspannung der Mutter führen. Sensible Kinder sind dann unruhig an der Brust oder lehnen die Brust ganz ab. Oft helfen ein einfühlsames Gespräch mit der Mutter und liebevolle Betreuung beim nächsten Stillversuch. Wichtig ist, ihr die Zusammenhänge aufzuzeigen, damit sie sich nicht vom Kind abgelehnt fühlt.

Ist ein Baby gesundheitlich beeinträchtigt oder hat es durch eine Frühgeburt nicht genug Kraft, um ausreichend und lange genug an der Brust zu saugen, empfiehlt sich der »DanCer-Hold«. (Abb. 15 u. 16). Eventuell ist es auch angebracht, den Säugling während des Stillens zu sondieren. So lernt das Kind orale Stimulation mit Sättigung zu verbinden.

Der »DanCer Hold« ist oft hilfreich, wenn ein Kind sehr saugschwach ist und die Brust nicht gut im Mund halten kann. Generell hat es sich bewährt, Säuglinge, die Schwierigkeiten beim Stillen haben, im Rückengriff anzulegen. Das erleichtert das Stillen, da im äußeren Quadranten der Brust mehr Milch gebildet wird, die Mutter das Anlegen besser kontrollieren und der Säugling leichter nahe an die Brust gebracht werden kann, evtl. auch ohne großen Körperkontakt, wenn der Säugling das als unangenehm empfindet.

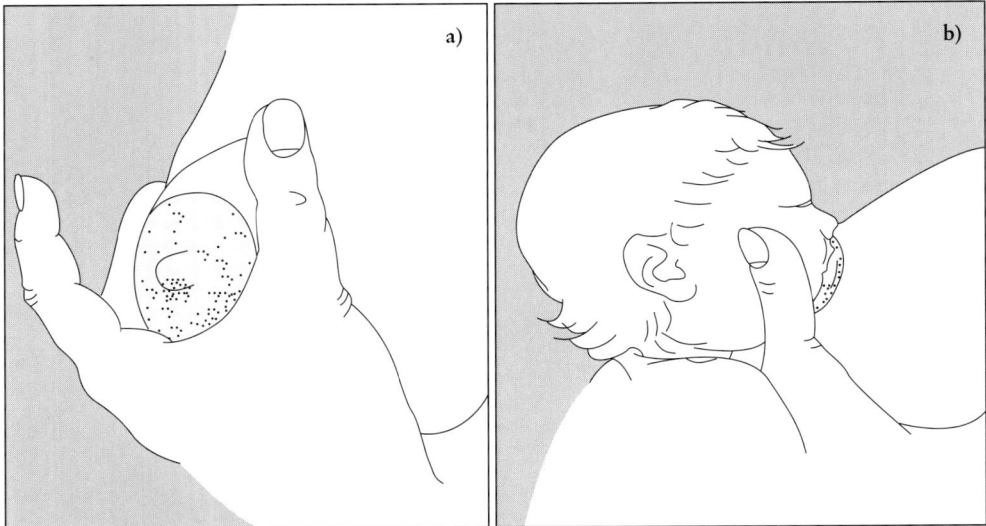

a)

b)

Der DanCer-Hold

beschrieben von Erika Nehlsen, IBCLC

Diese besondere Handhaltung der Mutter wurde von
Sarah Coulter Danner, Certified Nurse Practitioner
und Direktorin der Lactation Clinic in Cleveland
in Zusammenarbeit mit Edward R. Cerutti, MD,
Professor of Clinical Pediatrics an der Case Western
Reserve University, Medical School in Cleveland, Ohio,
entwickelt, um kranken oder frühgeborenen Kindern
zu helfen, besser an der Brust zu trinken.

Er wird angewendet bei Kindern, die schlecht saugen
oder zu schwach sind, um sich allein an der Brust
zu halten (z. B. bei ZNS-Schäden, Down-Syndrom,
Frühgeborenen, kranken Kindern).

Das Kind sitzt aufrecht im Hoppe-Reiter-Sitz auf Mutters
Schoß (mit Kissen unterstützen!), um ein Verschlucken
zu vermeiden, eine Hand stützt den Rücken und das
Köpfchen, die andere Hand hält Babys Kinn an der Brust
und stimuliert den Saugreflex an den Wangen.

Abb. 15 a
Die Brust wird von
den Fingern gestützt,
der Daumen liegt hinter
dem Warzenhof.
Die Hand wird etwas
nach vorne geschoben,
bis die Brust nur noch
von 3 Fingern gehalten
wird. Der nun freie
Zeigefinger wird leicht
gekrümmt und formt mit
dem Daumen ein »U«

Abb. 15 b
In dem »U« wird das Kinn
des Babys gestützt, die
Wangen werden von
Daumen und Zeigefinger
gehalten

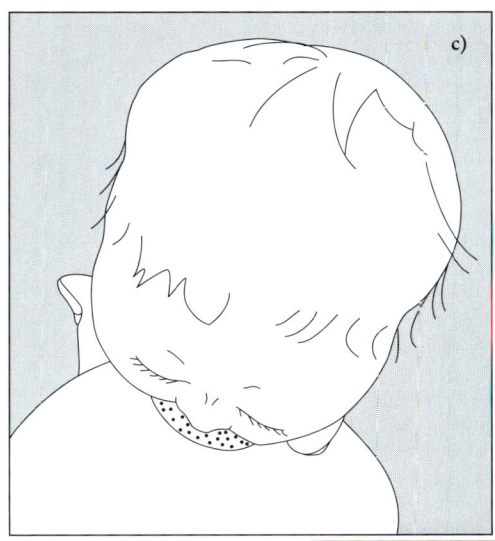
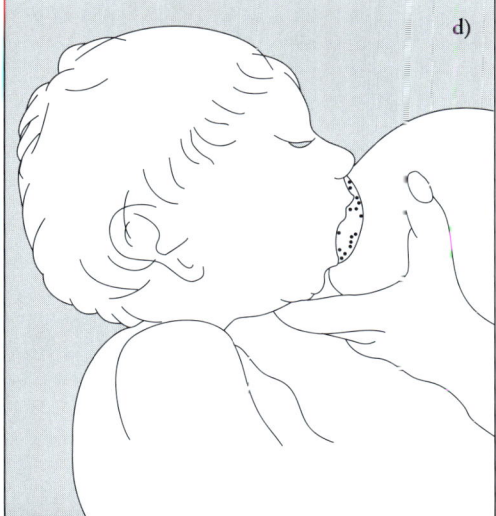

Abb. 15c
Dies hilft dem Kind,
das Köpfchen stabil in der
richtigen Lage zu halten
und ermöglicht ihm, seine
Kräfte auf effektives
Saugen zu konzentrieren

Abb. 15d
Zeigt das Kind Fortschritte
in Saugverhalten und
Muskeltonus, ist die volle
Unterstützung nicht
mehr nötig und man kann
zur Kinnstütze übergehen,
die noch geraume Zeit
angebracht sein kann

▷

Abb. 16
Säugling mit DOWN-
Syndrom im DanCer-Hold

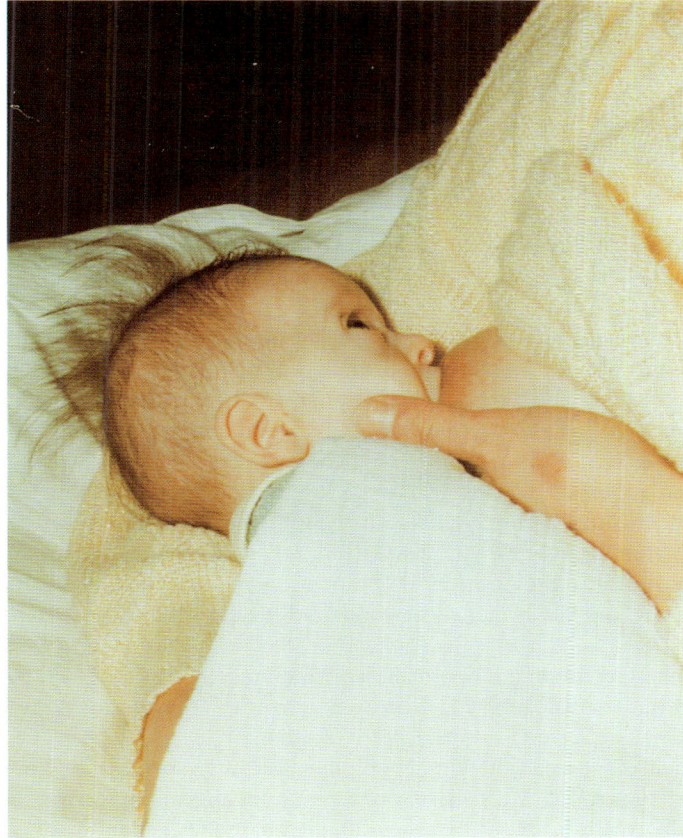

Neugeborene mit sehr starkem oder auch sehr schwachem Muskeltonus trinken leichter an der Brust, wenn sie »gebündelt« werden. Auf diese Art und Weise erreichen sie eine normale Muskelspannung und können sich so ganz auf das Entleeren der Brust konzentrieren (Abb. 17).

Während dieser Maßnahmen ist es ganz wichtig, die Mutter emotional zu unterstützen! Sie sollte erfahren, daß es keine Wundermittel gibt, die eine sofortige Besserung der Situation möglich machen.

Der feste Wille der Mutter und ihre Bereitschaft, auf unsere Vorschläge einzugehen und sie umzusetzen, ist entscheidend für den Erfolg. Wir können helfen, indem wir ihr Selbstwertgefühl als Mutter stärken und betonen, welch großartige Leistung sie erbringt, gerade angesichts der auftretenden Probleme. Eine wichtige Rolle spielt auch die Einstellung des Vaters zum Stillen und zur aktuellen Situation. Er hat großen Einfluß auf ihre Entscheidung.

Das allerwichtigste aber ist, der Mutter zu sagen, daß ihr Kind nicht sie als Mutter ablehnt, sondern nur Probleme mit dem Stillen hat! Unabhängig vom Ausgang der Fütterungsproblematik kann sie eine liebevolle Beziehung zu ihrem Kind haben, im Bewußtsein, daß sie ihr Bestes gegeben hat (Abb. 18).

Falls jedoch Mutter und Kind getrennt werden müssen, ist zur Aufrechterhaltung der Laktation die regelmäßige Leerung der Brust erforderlich.

Im Idealfall leert immer der Säugling die Brust der Mutter

Dabei ist die r i c h t i g e T e c h n i k von entscheidender Bedeutung. Um die Mutter zum Sammeln ihrer Milch zu motivieren, ist es unerläßlich, ihr die Vorteile der Ernährung ihres Babys mit ihrer Milch zu erklären, ihr möglichst uneingeschränkten Zugang zu ihrem Kind zu ermöglichen und sie in seine Pflege mit einzubeziehen. Selbst wenn eine Interaktion mit ihrem Kind für die Mutter vorübergehend nicht möglich ist, vermittelt ihr das Sammeln ihrer Milch das Gefühl, etwas für ihr Baby tun zu können. In dieser Situation braucht die Mutter viel Unterstützung, um mit ihren Ängsten und Sorgen besser fertig zu werden.

Die Gewinnung einer größeren Milchmenge hängt wesentlich von der Auslösung des Milchspendereflexes ab. Um die Oxytocinausschüttung zu erleichtern, sollten e i n i g e R e g e l n beachtet werden: Die Umgebung der Mutter sollte zu ihrer Entspannung beitragen, d. h., der Raum muß angenehm warm und die Ausstattung sollte in freundlichen Farben gehalten sein. Die

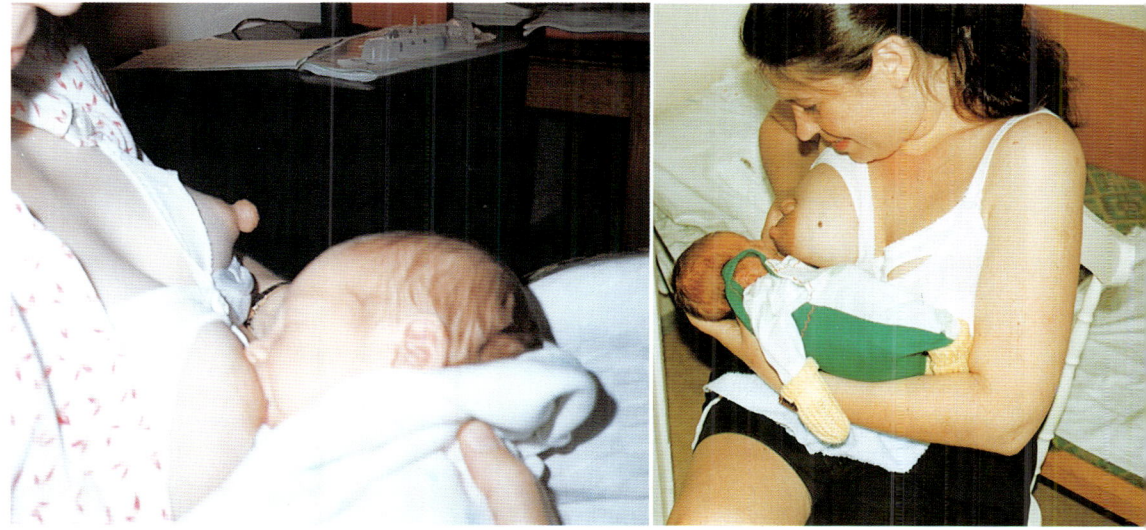

17 18

Abb. 17
Säugling gebündelt,
Anlegen war nur so möglich;
Kind hyperton, Mutter
ungewöhnliche Brustwarzen

Abb. 18
Krankes Frühgeborenes,
Monitor unter dem
Strampler, Rooming-in

Sitzgelegenheit muß auch für eine Mutter, die durch Kaiserschnitt entbunden oder eine Episiotomie hatte, komfortabel sein. Eine Abstellmöglichkeit für ein Getränk und ein Bild des Babys wird benötigt. Geeignete Hintergrundmusik empfinden viele Frauen als angenehm.

Um den Milchspendereflex anzuregen, sollte die Mutter intensiv an ihr Baby denken (Foto!), sich möglichst gut entspannen (Atemübungen, autogenes Training, warmes Getränk) und die Brust leicht massieren.

Mögliche medikamentöse Unterstützung nach ärztlicher Anweisung: Nach geburtshilflichen Operationen eventuell Schmerzlinderung durch Analgetika 20 Minuten vor Beginn der Brustentleerung. Eventuell Oxytocinspray für maximal 48 Stunden (bei länger dauernder Anwendung Reboundeffekt möglich), wenn der Milchspendereflex durch physische oder psychische Probleme stark beeinträchtigt ist.

Um über längere Zeit die Milchmenge auf einem möglichst hohen Niveau zu etablieren, ist neben einer regelmäßigen, häufigen Entleerung der Brust von Anfang an der Prolaktinspiegel der Mutter von wesentlicher Bedeutung. Viel Kontakt mit dem Baby und eine Brustmassage vor dem Entleeren fördern die Prolaktinbildung. Die Brustmassage erhöht auch den Fettgehalt der Muttermilch.

45

Da in unserer Gesellschaft Ernähren oft mit Mütterlichkeit gleichgesetzt wird, beeinflußt es die Mutterrolle positiv, wenn Frühgeborene und Riskobabys mit Muttermilch ernährt werden. Dieses Verhalten ist für die Eltern zukunftsorientiert und wirkt in dieser Krisensituation normalisierend.

Die Prolaktinausschüttung unterstützt das Bonding, wirkt beruhigend auf die Mutter und unterstützt eine enge Mutter-Kind-Beziehung nach der Entlassung aus der Klinik.

Um die Milchproduktion aufrechtzuerhalten, muß die Brust so oft entleert werden, wie das Baby normalerweise trinken würde, d. h. mindestens 6–8× in 24 Stunden, davon 1× nachts! Es dauert jedesmal 30–40 Minuten, bis die Entleerung der Brust beendet ist.

Entleerung der Brust

Nach den Vorbereitungsmaßnahmen (feuchte Wärme, Massage) beginnt man, die Brust zu entleeren und dabei häufig die Seiten zu wechseln:

rechts 5–7 Minuten	links 5–7 Minuten
rechts 3–5 Minuten	links 3–5 Minuten
rechts 2–3 Minuten	links 2–3 Minuten

Dies sind keine absoluten Werte, man wechselt am besten, wenn der Milchfluß weniger wird oder versiegt.

Die H y g i e n e r e g e l n für den Umgang mit und die Aufbewahrung von Muttermilch sind zu beachten.

Mit der Hand wird ein »C« geformt, dann werden die Finger etwa 2–3 cm hinter der Brustwarze von unten an den Warzenhof gelegt, der Daumen liegt 2–3 cm oberhalb der Brustwarze. Die Brust wird leicht angehoben und etwas in Richtung Brustkorb gedrückt.

Entleeren der Brust von Hand

Mit den am Warzenhof liegenden Fingern und dem Daumen macht man Melkbewegungen, indem man Daumen und Zeigefinger vorsichtig zusammenführt. Dabei muß man darauf achten, nicht mit den Fingern hin und her zu rutschen, um Reizungen der Haut zu vermeiden und keinen so starken Druck dabei auszuüben, daß es der Mutter unangenehm ist. Diese Bewegung wird an derselben Stelle wiederholt, bis der Milchfluß versiegt. Dann werden die Finger an anderer Stelle an der Areola angesetzt, und die Melkbewegung wird wiederholt. Diese Tätigkeit wiederholt man, bis alle Milchreservoire geleert sind.

Entleeren der Brust durch Pumpen

Wird die Brust durch Pumpen entleert, ist die Vorbereitung genau wie bei dem Entleeren der Brust von Hand. Jede Mutter braucht ein eigenes, steriles Pumpset, das an die Pumpe angeschlossen werden kann. Die Größe der Absaughaube und des Schaftes müssen an die Größe der Brust und der Brustwarze der Mutter angepaßt sein. Immer darauf achten, daß die Brustwarze in der Mitte der Absaughaube plaziert ist, weil sonst die Haut wundgerieben wird. (Abb. 19).

Kommt die Mutter mit der Pumpe gut zurecht, kann auf ein Doppelabpumpset umgestiegen werden. Da dabei beide Brüste gleichzeitig angeregt werden, ist durch die vermehrte Hormonausschüttung in kürzerer Zeit eine höhere Milchmenge zu erzielen, die Anzahl der Leerungen/Tag darf aber nicht herabgesetzt werden. Das Doppelpumpset ist dann zu empfehlen, wenn eine Frau über längere Zeit pumpen muß (Abb. 20).

Umgang mit Muttermilch

Die Milch ist sofort nach dem Sammeln in einem sterilen, geschlossenen Gefäß in den Kühlschrank zu stellen. Sie soll vor dem Verbrauch möglichst nicht umgefüllt werden, um eine Kontamination mit Keimen zu vermeiden.

Soll Muttermilch frisch verwendet werden, ist sie im Kühlschrank 48 Stunden haltbar. Milch zum Einfrieren wird nur kurze Zeit im Kühlschrank abgekühlt und dann möglichst schnell tiefgefroren. Bei −18°C ist sie 2 Wochen haltbar. Gekühlte Milch kann zu gefrorener hinzugegeben werden, wenn die neue Menge nicht größer als die bereits vorhandene ist. Sterile Plastikbeutel (die von *Playtex* doppelt nehmen, reißen leicht) zum Aufbewahren der Muttermilch sind am einfachsten zu verwenden.

Zum Transport gekühlter oder gefrorener Milch ist eine Kühltasche ideal, sonst muß die Milch in Eis gepackt werden. Die Kühlkette darf nicht unterbrochen werden. Einmal angetaute Milch ist innerhalb von 24 Stunden zu verbrauchen. Die benötigte Milchmenge sollte unter fließendem, warmem Wasser erwärmt werden. Übrig gebliebene Milch ist wegzuschütten. Wird die Milch einer Mutter nicht dem eigenen Baby gegeben, sondern als Spendermilch verwendet, sollte sie immer vorher behandelt werden, um das Übertragen möglicher Infektionen zu vermeiden.

47

Diese Regeln entsprechen den strikten Hygieneanforderungen für Risikokinder. Falls die Muttermilch im Hausgebrauch verwendet wird, können die Zeitintervalle etwas ausgedehnt werden. Die gewählte Methode sollte regelmäßig in bezug auf Erkrankungen und Medikamenteneinnahme überwacht und von Zeit zu Zeit durch bakteriologische Untersuchungen überprüft werden. Besteht der Verdacht, daß die Milch nicht unter hygienischen Voraussetzungen gewonnen wurde, ist sie vor dem Verfüttern zu untersuchen und evtl. zu behandeln. Mit der Mutter müssen dann erneut die Hygieneregeln besprochen werden.

Was kann das Klinikteam dazu tun, um die Auswirkungen der Mutter-Kind-Trennung, dieser traumatischen Erfahrung, auf die Eltern in Grenzen zu halten?

Zuhören, die Gefühle annehmen und akzeptieren, erklären, was mit dem Kind passiert, eine realistische Prognose unter Berücksichtigung der individuellen Umstände geben.

Warum ist besonders das Stillen so wichtig, wenn ein Kind schwer krank ist?

Die offensichtlichen gesundheitlichen Vorteile der Muttermilch, wie leichtere Verdaulichkeit, perfekte Zusammensetzung nach dem Entwicklungsstand des Säuglings, zusätzlicher Immun-

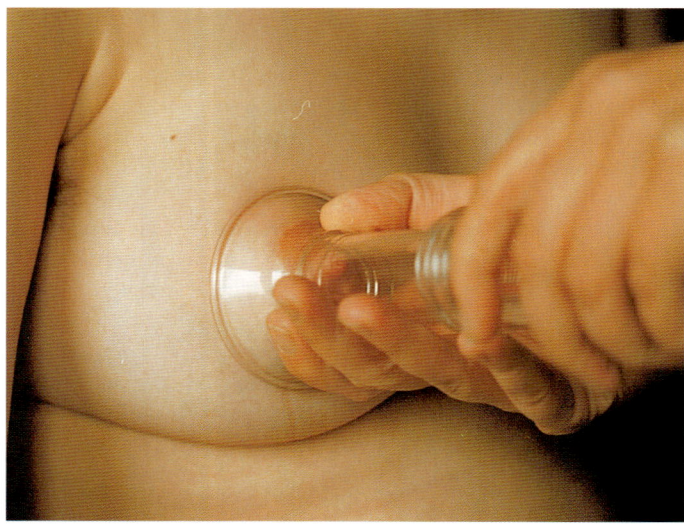

Abb. 19
Pumpe schlecht angesetzt, Brustwarze scheuert oben seitlich

Abb. 20
Doppelpumpset

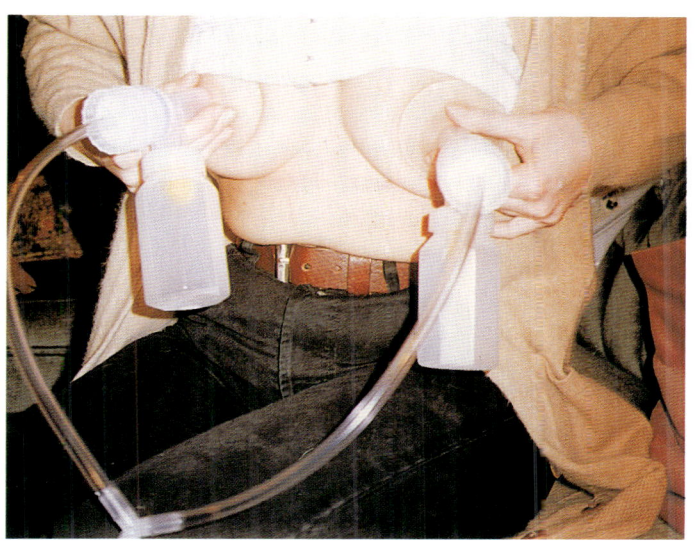

schutz und die Vermeidung von Allergien sind mit Sicherheit Faktoren, die berücksichtigt werden sollten.

Noch wichtiger ist sicher, wie das Stillen Mutter und Kind emotional beeinflußt und welche Auswirkungen das auf ihre gemeinsame Zukunft hat:

1. Stillen verhindert, daß die Mutter sich nutzlos fühlt.
2. Stillen ist zukunftsorientiert.
3. Stillen ist »normal« und wird positiv erlebt.
4. Stillen unterstützt das Bindungsverhalten.
5. Stillen hat einen beruhigenden Effekt auf Mutter und Kind (Prolaktin).
6. Stillen garantiert eine enge Bindung zum Kind, wenn es entlassen wird.

Die Mutter (Eltern) braucht viel Unterstützung und Information über korrekte Stilltechniken und Stillmanagement und Hilfe durch das Klinikpersonal.

Ermutigen Sie immer die Mutter: Es kann gestillt werden; machen Sie ihr Komplimente über ihre Leistung!

1. ABSTOSS, R. u. E. NEHLSEN: Anamnesebogen. 1994.

2. ABSTOSS, R. u. E. NEHLSEN: Anleitungen zur erfolgreichen Laktation, Kapitel 3, 8, 14, 17, 19, 20, 22, 24, 25. 1989–1994.

3. ANDERSON, G. C. u. Mitarb.: Development of Sucking in Term Infants from Birth to Four Hours Postbirth. Res. Nurs Health 5, 21–27 (1982).

4. ANDRUSIAK, F. u. M. LAROSE-KUZENKO: Lactation Consultant Series Unit 13, The Effects of an Overactive Let-Down Reflex. Avery, Garden City Park, New York 1987.

5. AUERBACH, K. G.: Lactation Consultant Series Unit 17, Breast-feeding Techniques and Devices. Avery Garden City Park, New York 1987.

6. AUERBACH, K. G. u. J. RIORDAN: Breastfeeding and Human Lactation; Jones & Bartlett 1993.

7. BARR, R. G. u. M. F. ELIAS: Nursing interval and maternal responsivity: effect on early infant crying. Pediatrics 81, 529–536 (1988).

8. BOWLES, B. C.: New Benefits from an Old Technique: Alternate Massage in Breast feeding. Genesis 9, 5–17 (1987).

9. CASEY, C. E. u. Mitarb.: Nutrient intake by breast-fed infants during the first five days after birth. Am. J. Dis. Child. 140, 933–936 (1986).

10. DE CARVALHO, M. u. Mitarb.: Effects of water supplementation on physiological jaundice in breastfed babies. Archs Dis. Childh. 56, 568–569 (1981).

11. DE CARVALHO, M. u. Mitarb.: Effect of frequent breast-feeding on early milk production and infant weight gain. Pediatrics 72, 307–311 (1983).

12. DE COOPMAN, J.: Breastfeeding after Pituitary resection: Support for a Theory of autocrine control of milk supply? J. hum. Lact. 9, 35–40 (1993).

13. FRANTZ, K. B., P. M. FLEISS u. R. A. LAWRENCE: Management of the Slow-Gaining Breastfed Baby. Ressources in Human Nurturing, Monograph No. 1.

14. GARDNER, S. L.: Mothering. The Unconscious Conflict Between Nurses and New Mothers. J. Hum. Nurturing 3, 192–205 (1978).

15. HOWIE, P. W. u. Mitarb.: How long should a breast feed last? Early hum. Dev. 5, 71–77 (1981).

16. LAWRENCE, R. A.: Breastfeeding – A Guide for the Medical Profession, Kapitel 2, 3, 8, 15. 4. Aufl. Mosby, St. Louis 1994.

17. LAWRENCE, R. A.: The Management of Lactation as a Physiologic Process. Clin. Perinat. 14, 1–10 (1987).

18. LÉSPERANCE, C. u. K. FRANTZ: Time Limitation for Early Breast-feeding. J. Obstet. Gynec. Neonat. Nursing 15, 114–118 (1985).

19. LÖNNERDAL, B. u. K. G. DEWEY: Infant self-regulation of breast milk intake. Acta paediat. scand. 75, 893–898 (1986).

20. MAHER, S. M.: An Overview of Solutions to Breastfeeding and Sucking Problems. La Leche League International, Publikation No. 67.

21. MAISELS, M. J. u. Mitarb.: Breastfeeding, weight-loss, and jaundice. J. Pediat. **102**, 117–118 (1983).

22. MARMET, C.: Manual expression of breast milk – Marmet Technique. The Lactation Institute and Breastfeeding Clinic, Encino CA, 1988.

23. MARMET, C. u. E. SHELL: Training neonates to suck correctly. Am. J. Matern. Ch. Nursing **9**, 401–406 (1985).

24. MATHEW, O. P.: Determinants of Milk Flow Through Nipple Units. Am. J. Dis. Child **144**, 222–224 (1990).

25. MATTEWS, M. K.: Developing an instrument to assess infant breastfeeding in the early neonatal period. Midwifry **4**, 154–165 (1988).

26. MCNEILLY, A. S. u. Mitarb.: Release of Oxytocin and prolactin in response to suckling. Br. med. J. **286**, 257–259 (1983).

27. MICHAEL, J. D.: Everybody Needs Reeducation. Pediatrics **73**, 572–573 (1984).

28. MINCHIN, M.: Positioning for breastfeeding. Birth **16**, 67–73 (1989).

29. MOON, J. L. u. S. S. HUMENICK: Breastengorgement: Contributing variables amenable to nursing intervention. J. Obstet. Gynec. Neonat. Nursing **18**, 309–315 (1989).

30. NEHLSEN, E.: Psychophysiologische Vorteile und praktische Handhabung des frühen Stillens. In: SCHUSSER, G. u. W. HATZMANN (Hrsg.): Das Leben vor und während der Geburt. Schriftenreihe Fachbereich 3. Selbstverlag der Universität Osnabrück, 1988.

31. NEVILLE, M. C. u. M. R. NEIFERT (Hrsg.): Lactation, Physiologie, Nutrition and Breast-Feeding. Plenum Press, New York 1983.

32. NEIFERT, M. R. u. J. M. SEACAT: A guide to successful breast-feeding. Contemp. Pediatrics **3** (1986).

33. PFEIFER, D. R., u. C. AYOUB: Nonorganic Failure to Thrive in the Breastfeeding Dyad. J. hum. Nurturing **3**, 283–286 (1978).

34. POLLITT, E., B. CONSOLAZIO u. F. GOODKIN: Changes in Nutritive Sucking During. A Feed in Two-Day- And Thirty-Day-Old Infants. Early hum Dev. **5**, 201–210 (1981).

35. REES, D.: Sore Nipples Are a Pain! J. hum. Nurturing **1**, 125–136 (1976).

36. RENFREW, M. J.: Positioning the baby at the breast: More than just a visual skill. J. hum. Lact. **5**, 13–15 (1989).

37. RIGHARD, L. u. M. O. ALADE: Sucking technique and its effect on success of breastfeeding. Birth **19**, 185–189 (1992).

38. RIORDAN, J.: A Practical Guide to Breastfeeding. Mosby, St. Louis 1983.

39. ROSS, M. W.: Lactation Consultant Series Unit 15, Back to the Breast: Retraining Infant Suckling Patterns. Avery, Garden City Park, New York 1987.

40. SAMEROFF, A.: Psychological Needs of the Mother in Early Mother-Infant Interactions. Neonatology – Pathophysiology and Management of the Newborn. Avery, Lippincott, Philadelphia 1975.

41. SHRAGO, L. u. D. BOCAR: The Infant's Contribution to Breast-feeding. J. Obstet. Gynec. Neonat. Nursing **19**, 209–215 (1990).

42. SLAVIN, S. u. D. HARVEY: Unlimited sucking time improves breast-feeding. Lancet **1981/I**, 392–393.

43. SMITH, W. u. Mitarb.: Physiology of Sucking in the Normal Term Infant Using Real-Time. US Radiology **156**, 379–381 (1985).

44. SPISAK, S. u. S. SHAPIRO-GROSS: Second follow up report: The Surgeon General's Workshop on Breastfeeding & Human Lactation. National Center for Education in Maternal and Child Health, Washinton, DC, 1991.

45. STORR, G. B.: Prevention of nipple tenderness and breast engorgement in the postpartal period. J. Obstet. Gynec. Neonat. Nursing **17**, 203–209 (1988).

46. SWANWICK, L. A.: Should mothers know more about breastfeeding? Midwives Chronicle 122–124 (May 1992).

47. VICTORIA, C. G. u. Mitarb.: Use of pacifiers and breastfeeding duration. Lancet **341**, 404–406 (1993).

48. WEBER, F., M. W. WOOLRIDGE u. J. D. BAUM: An Ultrasonographic Study of the Organisation of Sucking And Swallowing by Newborn Infants; Devl. Med. Child Neur. **28**, 19–24 (1986).

49. WOOLRIDGE, M. W., J. D. BAUM u. R. F. DREWETT: Effect of a traditional and a new nipple shield on sucking patterns and milk flow. Early hum. Dev. **4**, 357-364 (1980).

50. WOOLRIDGE, M. W. u. Mitarb.: Do changes in pattern of breast usage alter the baby's nutrient intake? Lancet **336**, 395–397 (1990).

51. WOOLRIDGE, M. W. u. Mitarb.: Individual patterns of milk intake during breastfeeding. Early hum. Dev. **7**, 265–272 (1982).

52. WOOLRIDGE, M. W.: The »anatomy« of infant suckling. Midwifry **2**, 164–171 (1986).

53. YAMAMAUCHI, Y. u. I. YAMANAUCH: Breast-feeding Frequency During the First 24 Hours After Birth in Full Term Neonates. Pediatrics **86**, 171–175 (1990).

Stilldarstellungen in Werbung und Propaganda

U. TÖLLNER, Fulda, und
M. SIGLER, Aachen

Das Stillen war in den verschiedenen Epochen Gegenstand künstlerischer Darstellungen (5) (siehe auch S. 65). Aber nicht nur in der Kunst zeigte man den Stillvorgang immer wieder und in ganz unterschiedlichen Zusammenhängen, auch in der Produktwerbung wurden seit Ende des 19. Jahrhunderts Stilldarstellungen verwendet. Sogar zu propagandistischen Zwecken setzten totalitäre Regime Abbildungen von stillenden Müttern ein.

Im folgenden berichten wir aus einer sehr reichhaltigen und über viele Jahre zusammengetragenen Sammlung an einigen Beispielen über den Mißbrauch von Stilldarstellungen in Werbung und Propaganda.

Immer wieder hat es in den verschiedenen Kulturepochen Phasen der Stillmüdigkeit gegeben (5). So war es auch in Mitteleuropa über lange Zeiträume – besonders in den sogenannten gehobenen Schichten – unüblich, sein Kind selbst zu stillen (5) (siehe auch S. 65).

Zu Beginn dieses Jahrhunderts war die Säuglingssterblichkeit erschreckend hoch. Pädiater und Geburtshelfer bedienten sich daher teilweise recht drastischer Darstellungen, um für das lebensrettende Stillen der Säuglinge zu werben, lag doch die mittlere Sterblichkeit im 1. Lebensjahr bei 20–25%.

Die Abb. 1 zeigt eindrucksvoll in aller Härte das Problem der hohen Säuglingssterblichkeit und die Verbesserung der Prognose gestillter Kinder auf. Die Abbildung erklärt, daß die Sterblichkeit ungestillter Kinder 7mal höher ist als die gestillter Säuglinge (3). Daß »Herz und Milch einer Mutter unersetzlich sind«, darauf wird in demselben Buch an anderer Stelle in der in Abb. 2 wiedergegebenen Darstellung hingewiesen.

Auch Käthe Kollwitz, die mit einem Armenarzt in Berlin verheiratet war und sich um die sozialen Probleme der Arbeiterfamilien im Armutsviertel Prenzlauer Berg kümmerte, stellte ein Kunstwerk zur Verfügung, um die Stillbereitschaft zu erhöhen (Abb. 3). Das Plakat für die Frauenmilchsammelstelle der Landesfrauenklinik Erfurt wurde als Nachdruck an die Mütter verteilt, die besonders häufig und viel Muttermilch gespendet hatten (6). Die Muttermilchsammelstelle existierte in Erfurt in der Landesfrauenklinik von 1926 bis in die 90iger Jahre (Stadtarchiv Erfurt).

Stilldarstellungen zur Stillmotivation

▷

Abb. 1 und 2
Darstellungen zur Stillförderung aus dem »Atlas der Hygiene des Säuglings und der Kleinkinder« von 1889 (3)

Abb. 3
»Mütter gebt von eurem Überfluß!«. Lithographie, gespendet von Käthe Kollwitz als Werbeplakat für die Muttermilchsammelstelle Erfurt im Jahre 1926

1

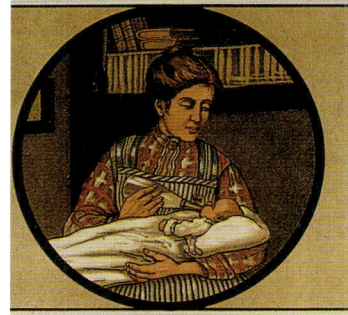
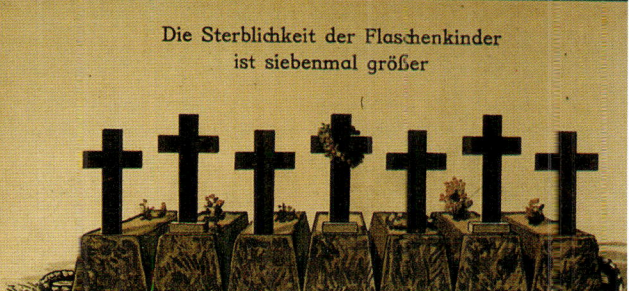
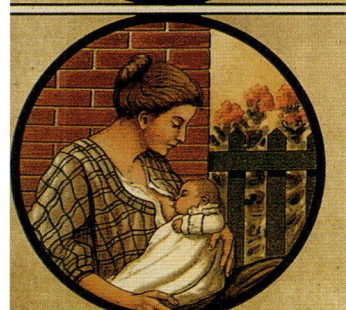
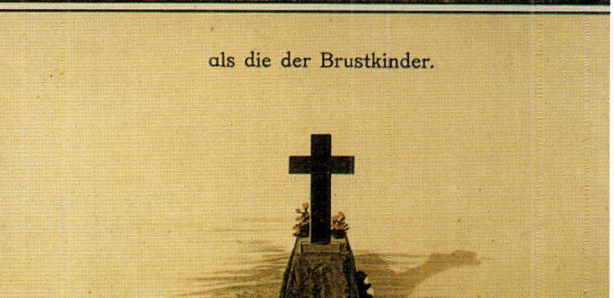

Wert der natürlichen Ernährung.

Die Sterblichkeit der Flaschenkinder
ist siebenmal größer

als die der Brustkinder.

Die natürliche Ernährung.

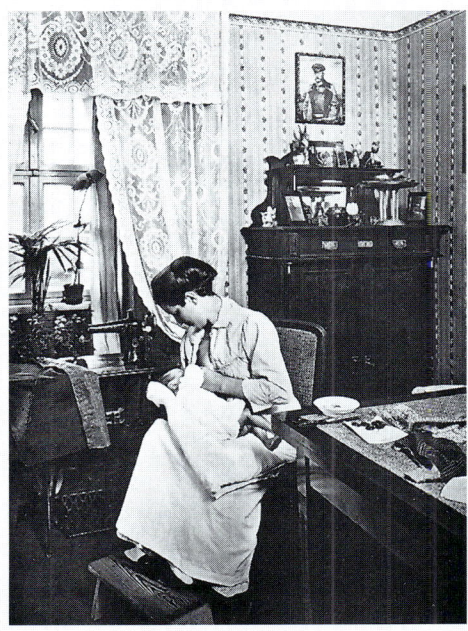
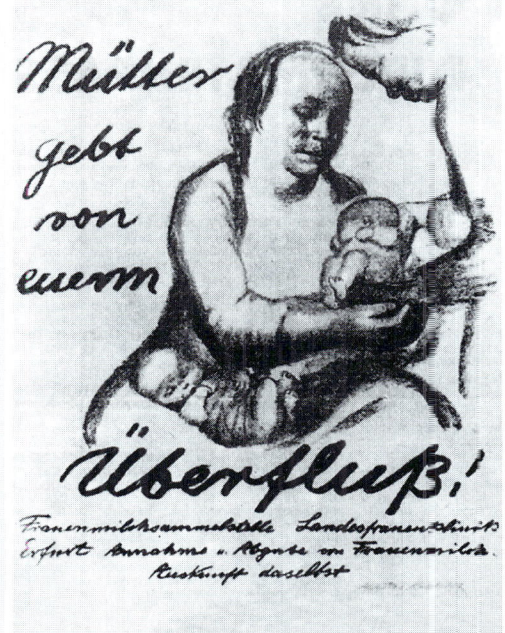

Mütter
gebt
von
euerm

Überfluß!

Frauenmilchsammelstelle Landesfrauenklinik
Erfurt Annahme u. Abgabe von Frauenmilch.
Auskunft daselbst

2

3

In der jüngsten Zeit gab es Bestrebungen, auch in Afrika das Stillen durch künstliche Ernährung zu ersetzen. Dies hatte teilweise verheerende Folgen in den Armutsgebieten, in denen Flaschenernährung als modern und typisch europäisch galt. Wegen der Armut der Bevölkerung wurde die Nahrung mit zu viel Wasser verdünnt und unter unhygienischen Bedingungen zubereitet. Mangelernährung, infektiöse Durchfälle und eine steigende Mortalität waren die Folge. Die WHO sah sich daher veranlaßt, eine Stillkampagne unter dem Motto »breast is best« ins Leben zu rufen. Die Abb. 4 zeigt ein solches Plakat zur Stillwerbung aus Sambia um 1960.

Es ist allgemein bekannt, daß Stillen die natürlichste Ernährungsform für das Baby ist. Die Werbung verwendet daher auch raffinierterweise den auf der Titelseite eines Prospektes wiedergegebenen Text (Abb. 5), um aber dann in der Broschüre die Vorzüge einer bestimmten künstlichen Babynahrung zu preisen.

Es finden sich auch Werbetexte wie: »*Stillen ist das Beste, das Zweitbeste ist die Babynahrung XYZ*«. Es wird dabei mit den modernen Zusätzen in der Babynahrung geworben, die die Hirnentwicklung verbessern sollen. Indirekt suggeriert man dabei, daß diese Nahrung sogar besser sei als Muttermilch, wenn dies auch nicht expressis verbis im Prospekt steht. Besonders makaber wird es, wenn für Frühfütterung von Schmelzflocken geworben wird, was neben der Fehlernährung die bekannten Risiken, z. B. die Auslösung einer Zöliakie bei zu frühem Beginn der Gliadinfütterung, in sich birgt.

Stilldarstellungen »gegen das Stillen«

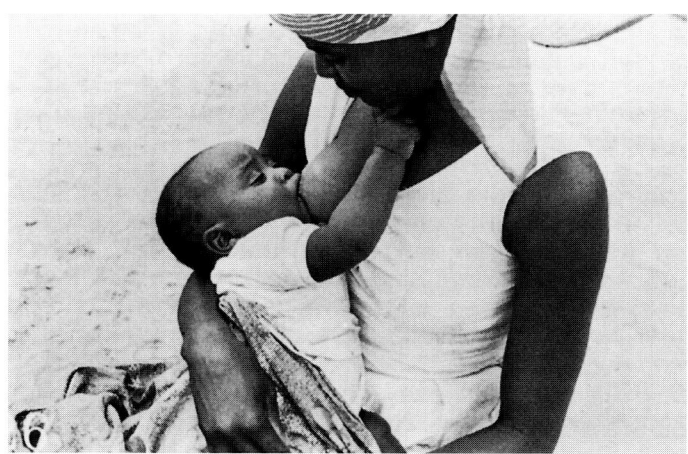

Abb. 4
»Breast is best«:
Stillkampagne der WHO
gegen die zunehmende
künstliche Ernährung in der
3. Welt, Sambia um 1960

Abb. 5
Industriewerbung um 1990.
Auf dem Titelblatt positive
Aussage über das Stillen,
aber im Inneren des
Prospektes Werbung für
künstliche Milch

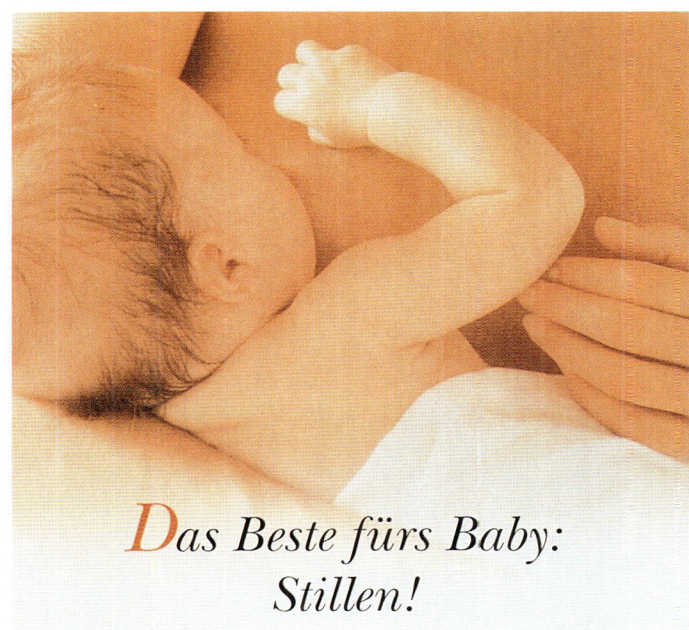

Das Beste fürs Baby:
Stillen!

Glücklicherweise ist in der letzten Zeit diese Art von Werbung mit der Kombination von Stilldarstellungen und Hinweis auf eine Babynahrung nicht mehr statthaft. Sicherlich wird es aber für die Werbefachleute Wege geben, dieses Verbot geschickt zu umgehen.

Stilldarstellungen in der Produktwerbung

Daß Stilldarstellungen in der Werbung für den Verkauf von Babyartikeln verwendet werden, ist noch verständlich. Dabei wird z. B. in der Einleitung zunächst mit »der natürlichsten Sache der Welt«, dem Stillen, geworben, dann allerdings behauptet, daß eine bestimmte Schnullersorte fast so natürlich sei wie die Mutterbrust. Ja, es wird sogar mit angeblicher »physiologischer Äquivalenz« von einem bestimmten Schnuller mit der Mutterbrust geworben (Abb. 6).

Auf der Suche nach Stilldarstellungen in allen möglichen Bereichen des Lebens fanden wir sogar eine Autowerbung von 1889. Gezeigt wird ein sich rasch über Land bewegender offener Wagen, auf dessen Beifahrersitz eine stillende Frau zu sehen ist. Die Anzeige verspricht, daß das Fahren mit Autos der betreffenden Marke so sicher und ruhig sei, daß man sogar Kinder während der Fahrt stillen könne.

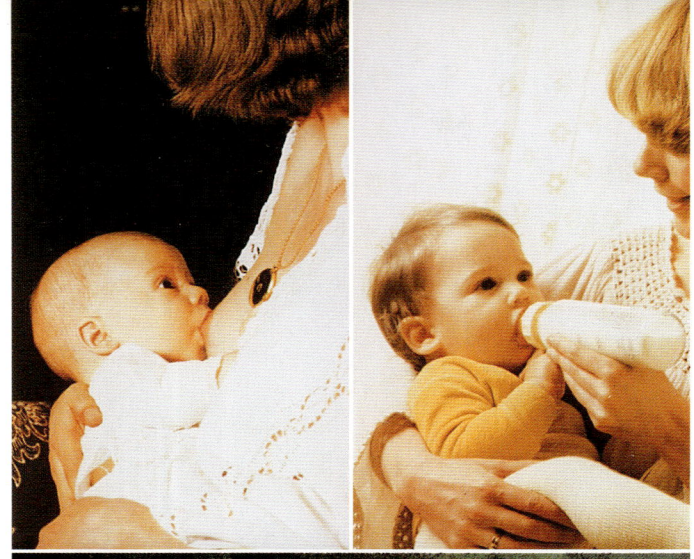

Abb. 6
Schnullerwerbung,
die behauptet, daß eine
»physiologische
Äquivalenz« zwischen
einer Mutterbrust
und einem Gummisauger
besteht

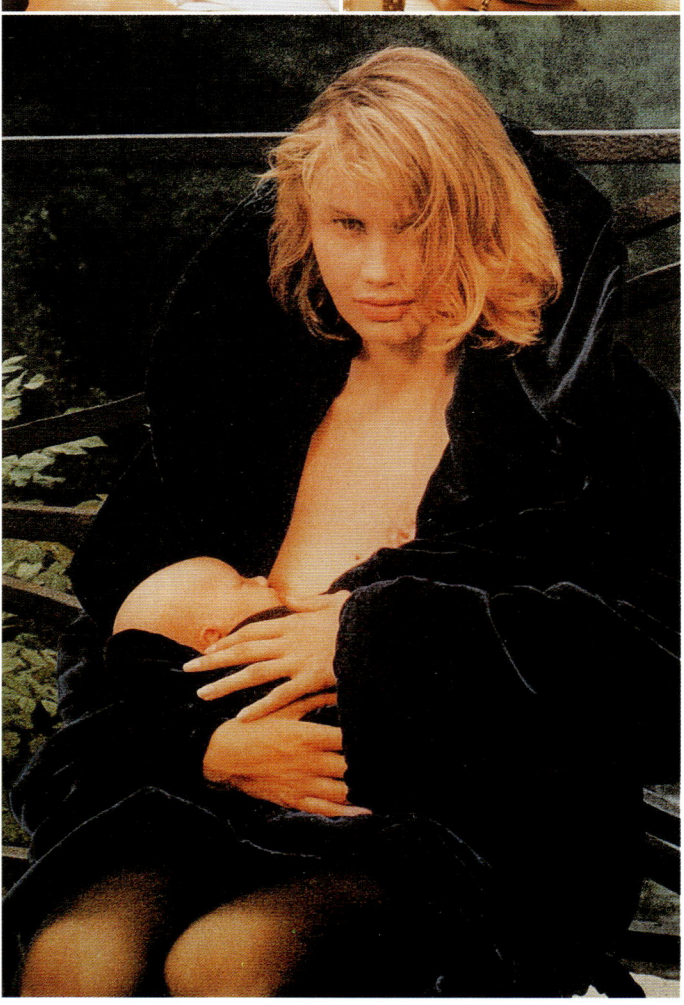

Abb. 7
Stillendes Mannequin
im Pelzmantel vor den
Kreidefelsen von Rügen
nach der Wiedervereinigung
Deutschlands im Jahre 1990

58

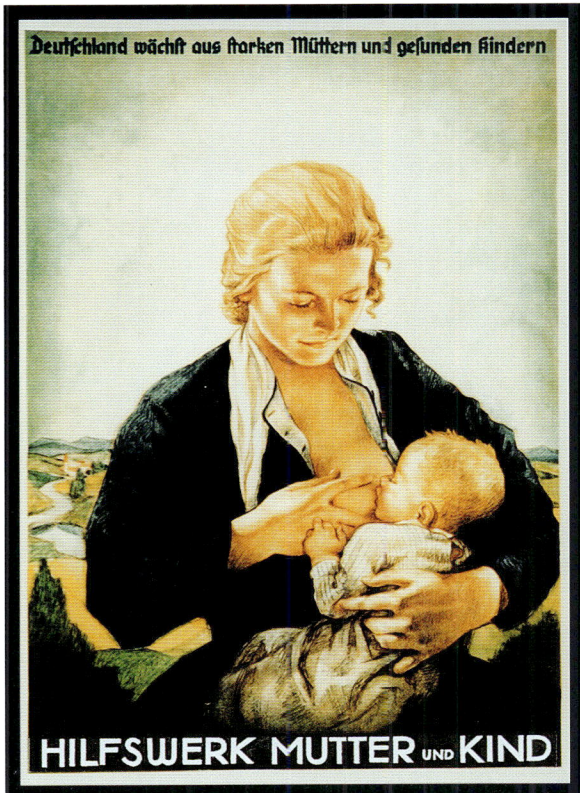
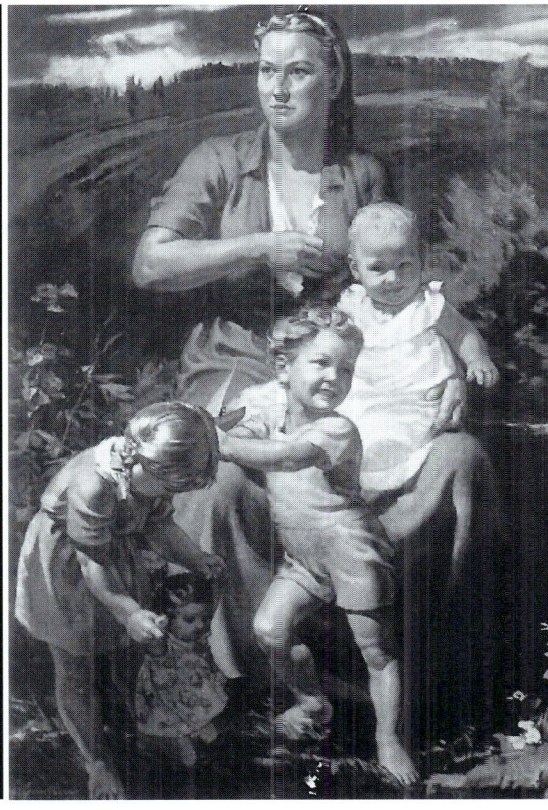

Abb. 8   Werbeplakat für das Hilfswerk »Mutter und Kind«,
»Deutschland wächst aus starken Müttern und gesunden Kindern«

Abb. 9   »In sicherer Hut« von RICHARD STEGMANN 1939

Stilldarstellungen 1990 wurde in einer bekannten deutschen Illustrierten kurz
in der Propaganda nach der Öffnung der innerdeutschen Grenze vor den Kreidefelsen in Rügen ein Mannequin im Pelzmantel eines bekannten
Modedesigners zusammen mit Gedichten von HEINRICH
HEINE abgebildet. Der Ausschnitt des Bildes zeigt, wie das
historische Ereignis der Wiedervereinigung zusammen mit der
angeblich (?) Stillenden, mit etwas Erotik und etwas Kultur
verbrämt, für Werbezwecke mißbraucht wird (Abb. 7).

Die Nationalsozialisten in Deutschland verstanden es sehr wirkungsvoll, Mutterschaft und Stilldarstellungen für ihre Belange einzusetzen (1, 2). Die *»kräftige, gesunde und kinderliebende deutsche Mutter«* wurde oft stillend mit ihrem *»gesunden deutschen Kind«* dargestellt. Das Ideal der Familie, besonders der kinderreichen Familie, hat man heroisiert (1). Die Propaganda implizierte, daß eine Frau, die kein Kind geboren, gestillt und großgezogen hatte, ihre Existenzberechtigung verloren habe (1).

Die Abb. 8 zeigt exemplarisch ein Werbeplakat aus der NS-Zeit für das Hilfswerk »Mutter und Kind«. Ein anderes Beispiel für Stillende jener Tage ist das Bild »In sicherer Hut« von RICHARD STEGMANN aus dem Jahre 1939 (Abb. 9). Mit strahlendem Blick knöpft sich die Mutter einer dreiköpfigen Kinderschar ihr pralles Mieder auf, um ihrem Jüngsten die Brust zu geben.

In der Ausstellung »Kunst und Diktatur« (München 1995) waren sogar Stilldarstellungen zu Propagandazwecken aus der Zeit der schlimmsten Kriegswirren (1943–1944) ausgestellt. Die Bilder sollten Frieden, Ruhe und Erfolg als Ziele des Kampfes symbolisieren und in der kritischen Situation am Ende des Krieges auf die Bevölkerung beruhigend und »stillend« wirken (2).

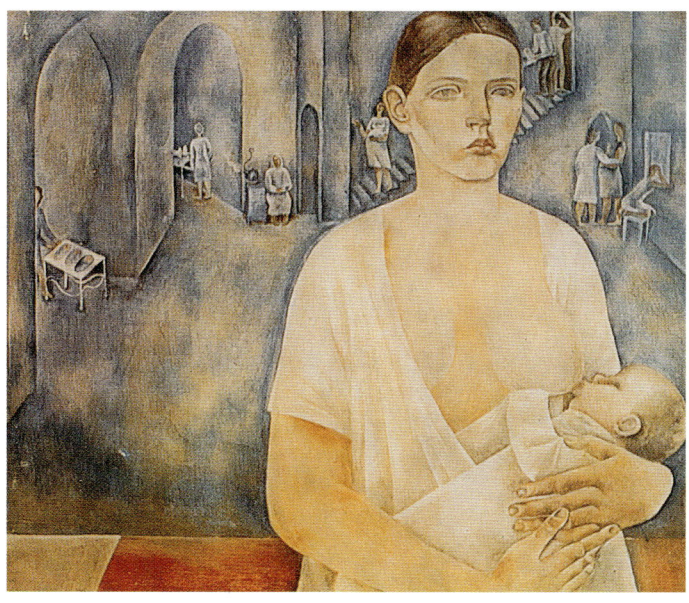

Abb. 10
»Mutterschaft« von
XENIA NETSCHITAILO 1972

Abb. 11
Propaganda für die FSLN.
Stillende Freiheitskämpferin
mit geschulterter
Kalaschnikow-Maschinen-
pistole um 1965

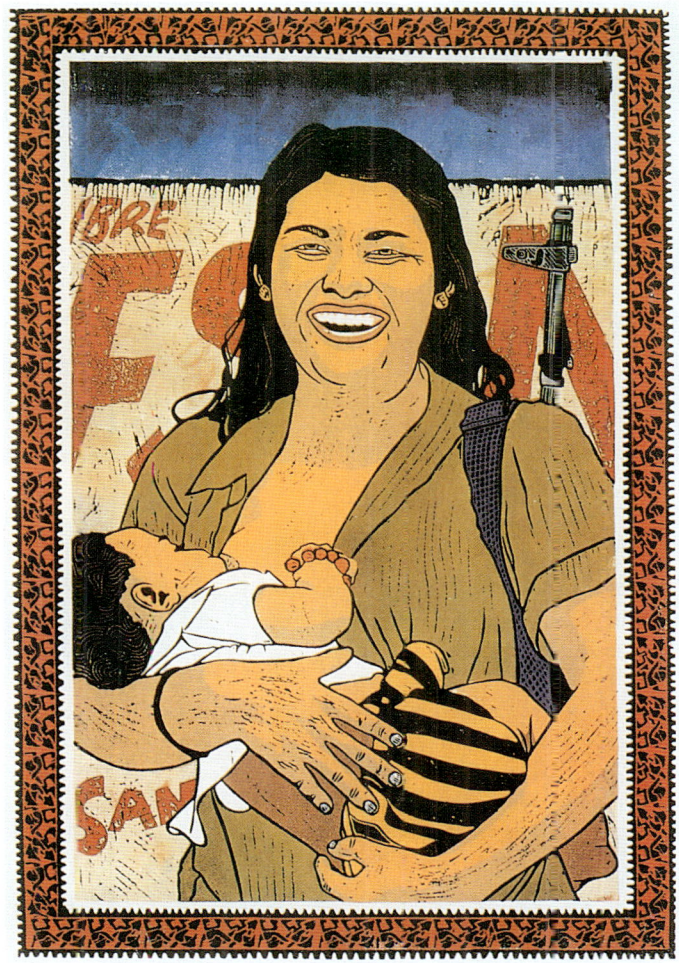

Eindrucksvoll versuchten auch die Kommunisten in der Sowjetunion, mit Stilldarstellungen ihre Idealvorstellungen von einer intakten sozialistischen Welt und von ihrem angeblich vorbildlichen Gesundheitswesen zu demonstrieren (2). Die Kälte, die das Bild (Abb. 10) ausstrahlt, und die Verlorenheit der dargestellten Mutter bilden einen eigenartigen Kontrast zu der Intimität und Wärme, die sich normalerweise mit dem Stillvorgang verbinden sollte.

Ein Propagandabeispiel aus der jüngsten Geschichte findet sich in Abb. 11. Es zeigt eine Freiheitskämpferin der FSLN (Be-

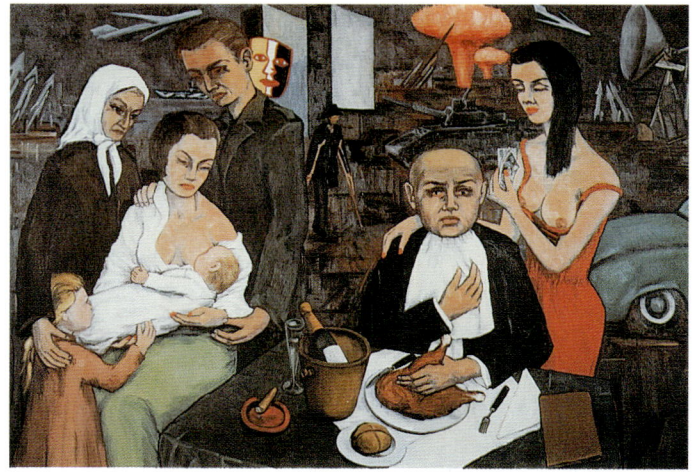

freiungsfront Nicaraguas), die mit ihrem Säugling an der Brust für die sandinistische Befreiungsfront wirbt, und dabei die Kalaschnikow-Maschinenpistole geschultert hat.

Erfreulicherweise fanden wir auch eine sehr positive Stilldarstellung in einem Gemälde als Warnung vor einem neuen Krieg. Der Maler HEINRICH MÜLLER-FULDA verlor mit 27 Jahren am Ende des 2. Weltkrieges einen Arm und beendete dann seine Malerausbildung in München. Seine eindrucksvolle Antikriegsdarstellung (Abb. 12) ist Teil eines Triptychons.

Der furchteinflößende Hintergrund ist eine Warnung vor dem 3. Weltkrieg mit Kampfflugzeugen, Raketen und einer Atombombenexplosion sowie einem Kriegsgewinnler, für den die weibliche Brust nur ein Lustobjekt darstellt. Im Vordergrund hat der Künstler eine sehr innige, friedvolle Stillszene gemalt. Mutter und Kind strahlen in ihrer Harmonie trotz des Chaos um sie herum Hoffnung auf eine friedvolle Zukunft aus.

Zusammenfassung

Abbildungen von Stillenden wurden vor allem in jüngster Zeit auch zu nichtkünstlerischen Zwecken verwendet. Dem Pädiater und Geburtshelfer vertraut sind Stilldarstellungen zur Stillmotivation, aber auch der Mißbrauch von Stilldarstellungen beim Verkauf von Babynahrung und Babyartikeln. Weniger bekannt sind Stillbilder in der Verkaufswerbung für Kleidung, ja sogar für Autos.

Heroisierende Bilder von stillenden Müttern finden sich u. a. im deutschen Nationalsozialismus, im italienischen Faschismus, im sowjetischen Kommunismus und bei einer Befreiungsorganisation Südamerikas. Aber auch auf einem Antikriegsbild ist eine Stillende dargestellt.

Literatur

1. HOLZBACH-LINSENMAIER, H.: Dem Führer ein Kind schenken. Die Zeit Nr. 19, 90 (1994).

2. Kunst und Diktatur: Ausstellungskatalog Bd. 2. Wien-München 1994.

3. LANGENSTEIN/ROTT (Hrsg.): Atlas der Hygiene des Säuglings und des Kleinkindes. 1918.

4. MÜLLER-FULDA, H.: Ausstellungskatalog, Kleinsassen 1995.

5. TÖNZ, O.: Die Bewertung der Muttermilch im Wandel der Zeit. 91. Jahrestagung der Deutschen Gesellschaft für Kinderheilkunde. Krefeld, September 1995.

6. WILD, B.: Persönliche Mitteilung 1995.

Stilldarstellungen in der Kunstgeschichte

M. Sigler, Aachen, und
U. Töllner, Fulda

Bei der Untersuchung von Bedeutungsgehalt und symbolischer Funktion von Stilldarstellungen in verschiedenen Stilepochen werden deutliche Unterschiede erkennbar. Dies wird sofort einleuchtend, wenn man beispielsweise eine byzantinische Ikone mit einer stillenden Gottesmutter (Abb. 1) neben einer impressionistischen Stillenden (Abb. 2) betrachtet. Aufforderung zu stiller Andacht steht hier im Kontrast zu einer Darstellung jungen Mutterglückes, das den Betrachter emotional berühren soll.

So verschieden wie die Absichten der Künstler bei der Anfertigung dieser Bilder, so verschieden waren auch die technischen Möglichkeiten, die Erwartungen der zeitgenössischen Betrachter und die Einstellung der Gesellschaft zum Stillen in den jeweiligen Zeiten.

Das Motiv der Stillenden ist in der Kunst der Antike nicht häufig verwendet worden. Allein der ägyptische Kulturkreis bildete hier offensichtlich eine Ausnahme (5). In Form von Steinreliefs, Metallfiguren und auch auf Papyros finden sich Darstellungen der nährenden Mutter. Auf Grund von Bildzusammenhang oder beigefügten Symbolen kann die stillende Frau meistens als Göttin identifiziert werden. **Altertum**

Sehr beliebt waren nach 1300 v. Chr. Abbildungen der Göttermutter Isis beim Stillen des Horus-Knaben. Vor dieser Zeit hatte man auch andere Göttinnen stillend nachgebildet (3). Daneben waren zu allen Zeiten – allerdings nur vereinzelt – in Ägypten auch profane Stillende Gegenstand künstlerischer Gestaltung.

Abb. 3 zeigt eine Isis/Horus-Gruppe aus der Zeit der 26. Dynastie (etwa 600 v. Chr.). Isis ist an ihrem Attribut, den Kuhhörnern, sicher zu identifizieren. Einen sonderbaren Kontrast bildet die statisch würdevolle Haltung der Göttin zu dem natürlicherweise eher emotional geprägten Vorgang des Stillens. Verständlich wird dieser Kontrast durch das Wissen um die heilige Bedeutung, die das Stillen als Symbol für Mutterschaft, Lebenspenden und Lebenerhalten in Ägypten hatte.

Trotz dieser hohen Bedeutung des Stillens sind aber auch aus dem Ägypten jener Zeit – wie auch aus fast allen anderen Kulturen – Stillen durch Ammen und Versuche zur künstlichen Säuglingsernährung überliefert.

Auffällig an den ägyptischen Stilldarstellungen ist zweierlei. Einerseits war das dargestellte Kind oft schon herangewachsen (bis zu einem geschätzten Alter von 6–8 Jahren), andererseits

Abb. 1
Galaktotrophousa, um 1500
(Sammlung Dr. S. AMBERG,
Kölliken)

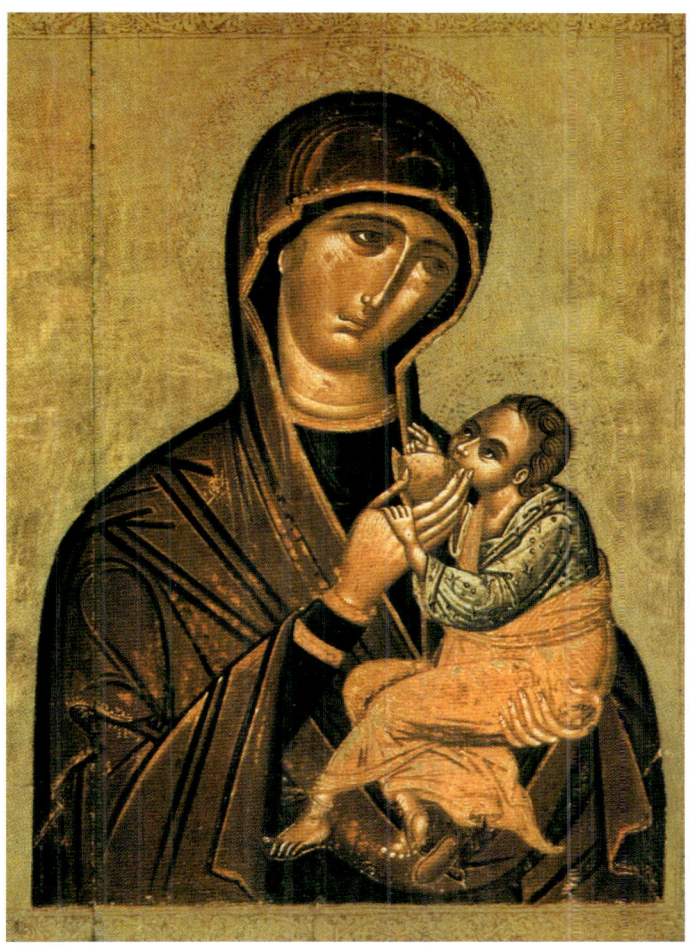

wurde das Stillen nicht nur im Sitzen mit dem Kind auf dem
Schoß der Mutter, sondern auch in der Hocke oder im Stehen
gezeigt. Von diesen Darstellungsweisen kann auch auf die Still-
gewohnheiten von ägyptischen Frauen der damaligen Zeit ge-
schlossen werden.

Sehr selten wurden im Alten Rom und in Griechenland Stillende künstlerisch nachgebildet. Nie jedoch waren es Göttinnen –
wie in Ägypten –, die zur Darstellung kamen. Untersucht man
die Stillrealität in der Antike, so fällt auf, daß erheblich mehr
über das Ammenwesen als über das Stillen berichtet wurde. Das
eigene Kind einer anderen stillfähigen Frau zu überlassen war

indes auch die am meisten verbreitete, aber nicht unumstrittene Alternative für das Stillen durch die Mutter.

Schon die babylonische Gesetzessammlung des HAMMURABI (1728–1686 v. Chr.) beschäftigt sich mit dem Ammenwesen. PLUTARCH berichtet mehrfach über die Auswüchse des Ammenwesens, vor allem im begüterten Bürgertum Roms. Lediglich von Sparta wissen wir, daß jede Mutter allerdings sogar per Gesetz verpflichtet war, ihre Kinder selbst zu stillen. Die sprichwörtliche spartanische Strenge führte so weit, daß – wie PLUTARCH berichtet – sogar ein erstgeborener Sohn eines Königs von der Thronfolge ausgeschlossen wurde, weil seine Mutter ihn nicht selbst gestillt hatte (7).

Das frühe Christentum kannte Jesus nicht als normales, schutzbedürftiges Kind. Nach dieser Auffassung war er als göttliches Wesen frei von menschlichen Regungen und Bedürfnissen. Folglich entstanden im frühen Christentum auch keine Darstellungen, auf denen der neugeborene Jesus gestillt oder anders ernährt wurde. Dies änderte sich erst nach dem 3. Konzil zu Ephesos im Jahre 431 n. Chr. Auf diesem Konzil wurde die Menschengleichheit des Gottessohnes dogmatisch festgelegt.

Damit war die Grundlage gelegt für die spätere Darstellung des Jesusknaben an der Brust Mariens. Weite Verbreitung in der bildenden Kunst des Abendlandes fand die den Jesusknaben stillende Maria (Maria lactans oder Madonna lactans) allerdings erst nach dem 11. Jahrhundert.

In Vorromanik und Romanik wurde die stillende Gottesmutter noch selten abgebildet. Dies hatte seinen Grund vor allem im theologischen Verständnis der Kindesrolle von Jesus. Zwar war seit Ephesos die Menschengleichheit des Gottessohnes anerkannt, dennoch wurde er auch als Kind schon als Herrscher dargestellt. Deutlich wird dies beispielsweise an der segnend erhobenen Hand, mit der Jesus sogar auf Weihnachtsdarstellungen und noch in der Krippe liegend abgebildet wurde oder an Herrschaftssymbolen, die der noch kindliche Knabe oftmals auf Darstellungen in seiner Rechten hält. Zudem entsprachen die Körperproportionen nicht denen eines Kindes. Jesus wurde als lediglich verkleinert wiedergegebener Erwachsener gezeigt.

Die Gotik (13./14. Jahrhundert) gilt als das Marienzeitalter. In den vorangegangenen Jahrhunderten hatte Maria noch eine vergleichsweise zurückhaltende Rolle gespielt. Bilder von Maria mit dem Kinde wurden nun sehr beliebt. Jesus wurde meist auf

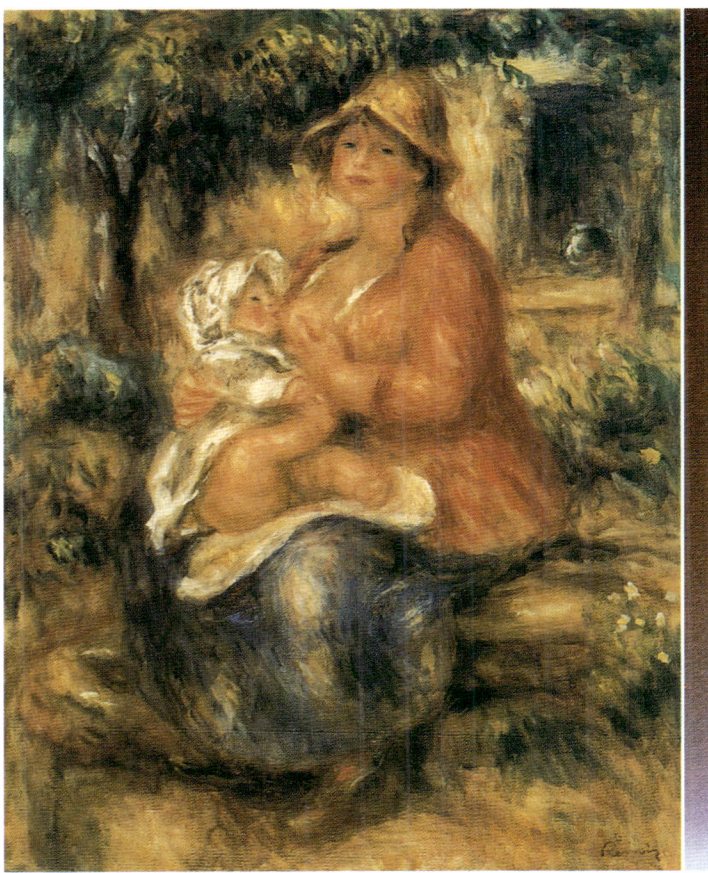

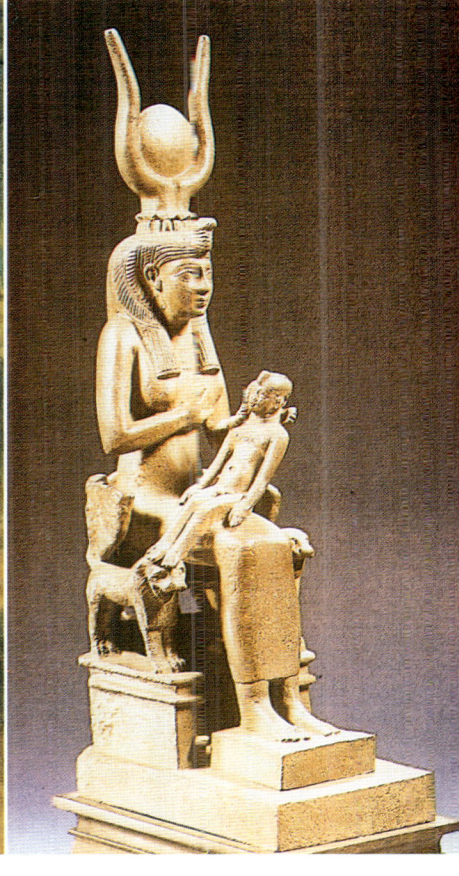

Abb. 2
AUGUSTE RENOIR, »Aline
Renoir mit Pierre«, 1915
(Kunstmuseum Bern)

Abb. 3
Ägypten, Stillende Isis
mit dem Horusknaben,
um 600 v. Chr. (Ägyptisches
Museum, Berlin)

dem Schoß seiner Mutter sitzend oder in ihren Armen liegend (und oft an ihren Brüsten saugend) dargestellt.

Die Abb. 4 zeigt eine solche gotische Stillende aus der 2. Hälfte des 14. Jahrhunderts. Die Körperproportionen entsprechen immer noch nicht denen eines Neugeborenen. Auch ist hier gut die der Gotik eigentümliche Unbeweglichkeit der menschlichen Körper zu sehen. Als Vorbild für die motivische Gestaltung der Darstellung der stillenden Maria der Gotik konnte eindeutig die Isis/Horus-Gruppe des ägyptischen Kulturkreises nachgewiesen werden (3).

In der Literatur dieser Zeit taucht das Thema Stillen immer wieder auf. Im Gegensatz zu späteren Epochen spielte das Stillen in Vergleichen oder Allegorien, in deren Zusammenhang die Muttermilch oder der Stillvorgang Erwähnung fanden, eine durchweg positive Rolle (2). Als Beispiel dient ein Auszug aus einem Minnegesang des 13. Jahrhunderts:

> *»Mir ist der Kuß von eurem Munde*
> *So sanft und so süß*
> *Wie ich niemals mehr einen Tag erleben werde*
> *Und meine Wonne ist größer*
> *Als für das Kind die Muttermilch*
> *Von seiner Mutter Brust« (4)*

Die Abb. 1 zeigt ein Beispiel für eine Ikone, auf der eine stillende Marienfigur gezeigt wird. Stillende in diesem Zusammenhang werden als »Galaktotrophousa« (griechisch: die mit Milch Nährende) bezeichnet.

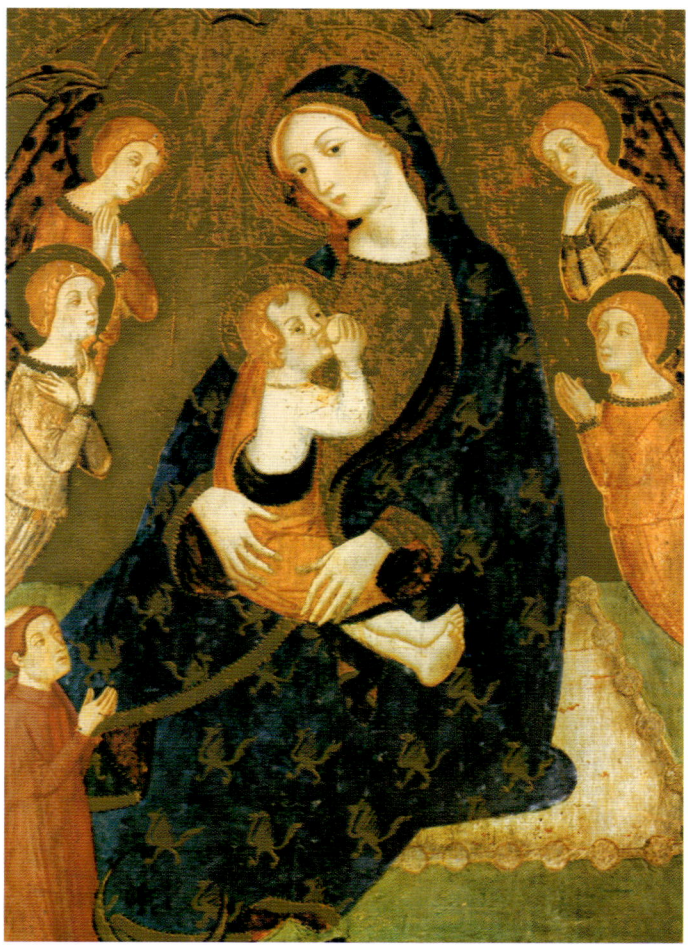

Abb. 4
R. DESTORRENTS,
»Die nährende Jungfrau«,
um 1360 (Kirche
von Palau/Cerdagne)

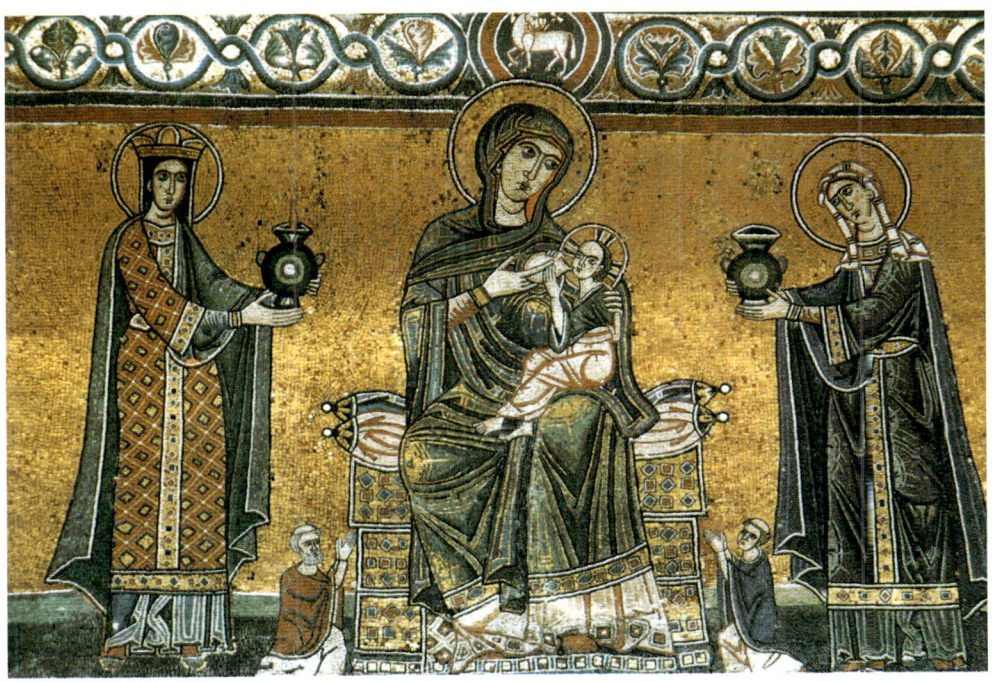

Abb. 5
Basilica di Santa Maria
in Travestere (Rom),
Ausschnitt aus
dem Fassadenmosaik
(13. Jahrhundert)

Bei der Gestaltung griechisch- und russisch-orthodoxer Ikonen haben sich bis heute viele Stilelemente erhalten, die auch in der Romanik und mehr noch in der Gotik häufig verwendet wurden. Dies sind vor allem die statische Haltung der Figur, der Goldgrund, die fehlende räumliche Tiefe und die verschobenen Körperproportionen. Gemeinsame Grundlage von Romanik, Gotik und der Kunst der Ikonenmalerei war die byzantinische Kunst, die schon seit dem 6. Jahrhundert von der Hauptstadt des Oströmischen Reiches aus die Kunst in Mitteleuropa entscheidend prägte.

Die Abb. 5 zeigt eine Stillende im Fassadenmosaik von St. Maria in Travestere (Rom) aus dem 13. Jahrhundert. Das Mosaik war die bedeutendste Dekorationsform der byzantinischen Kunst. Bis in die Zeit der Renaissance wurde diese Art der bildnerischen Flächengestaltung vor allem in Italien immer wieder angewandt.

Renaissance

Vom Italien des späten 14. Jahrhunderts nahm die Renaissance (französisch: Wiedergeburt) ihren Ausgang. In Wissenschaft, Literatur und Kunst nahm sie entscheidende Impulse aus der nahezu vergessenen Antike auf. Nach dem heutigen Verständnis bildet sie den Anfang der Neuzeit.

71

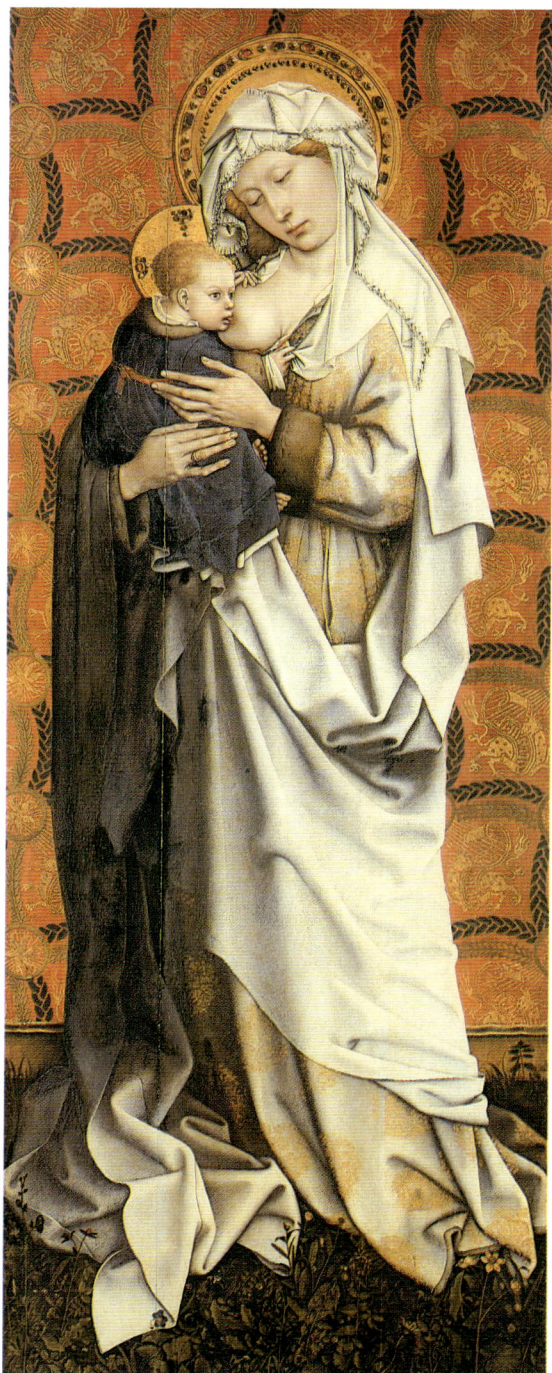

Abb. 6
Meister von Flemalle,
Maria mit dem Kinde, etwa
1450 (Frankfurt, Städel)

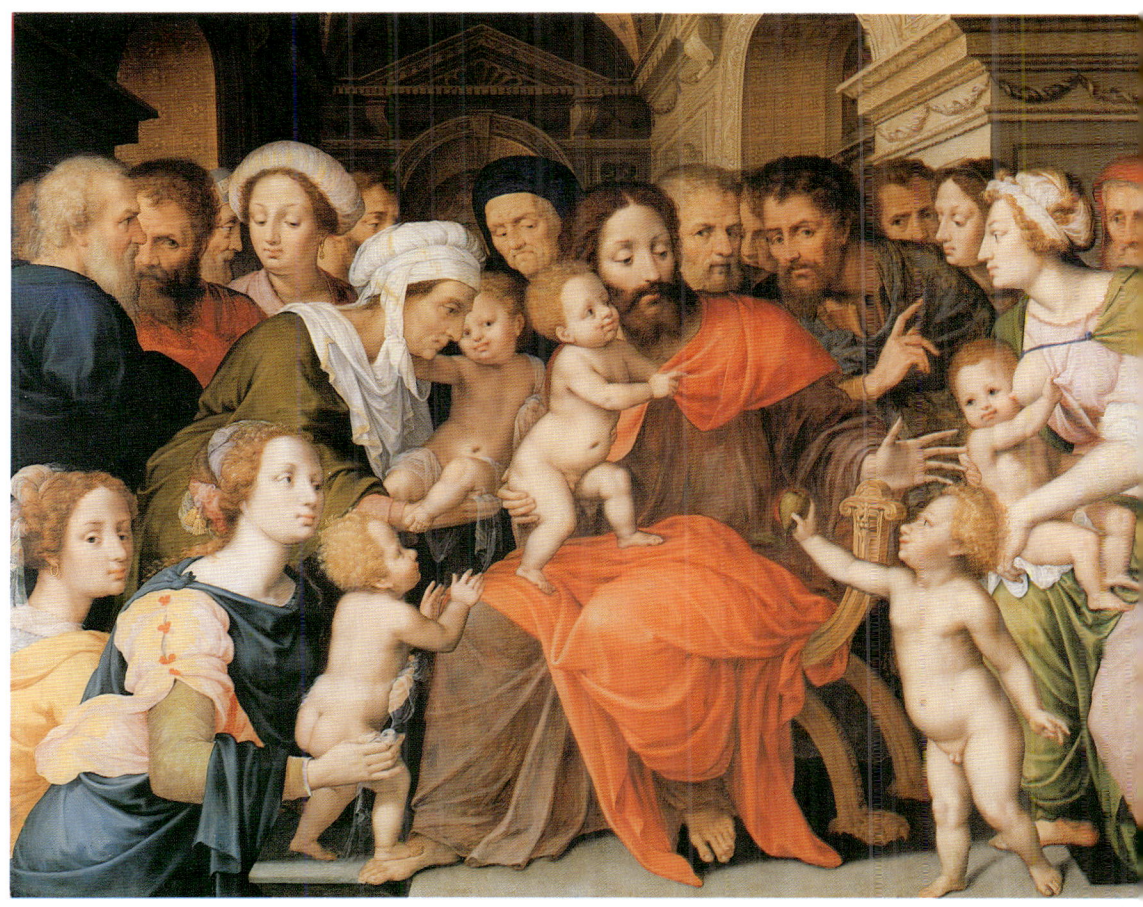

Für die Kunst war in erster Linie der wiedererwachte Wille zu möglichst wirklichkeitsgetreuer Wiedergabe von Menschen und Gegenständen entscheidend. Der Goldgrund der Gotik wich einer vielfältigen und perspektivisch schon bald nahezu perfekten Hintergrundgestaltung. Körperliche Proportionen (vor allem der Kinder) wurden nun maßstabgetreu wiedergegeben, und mit feinen farblichen Abstufungen verstand man es, bis dahin nicht gekannte optische Effekte zu erzeugen (Abb. 6).

Auch für das Stillen wurde, wenn auch unbewußt, an die Antike angeknüpft. Das bezahlte Ammenwesen fand wieder Verbreitung. Über die Motivation, sein Kind einer anderen Frau zum Stillen zu überlassen, wurde weniger geschrieben als über Charakter und Körperbau einer guten Amme. Eines der we-

73

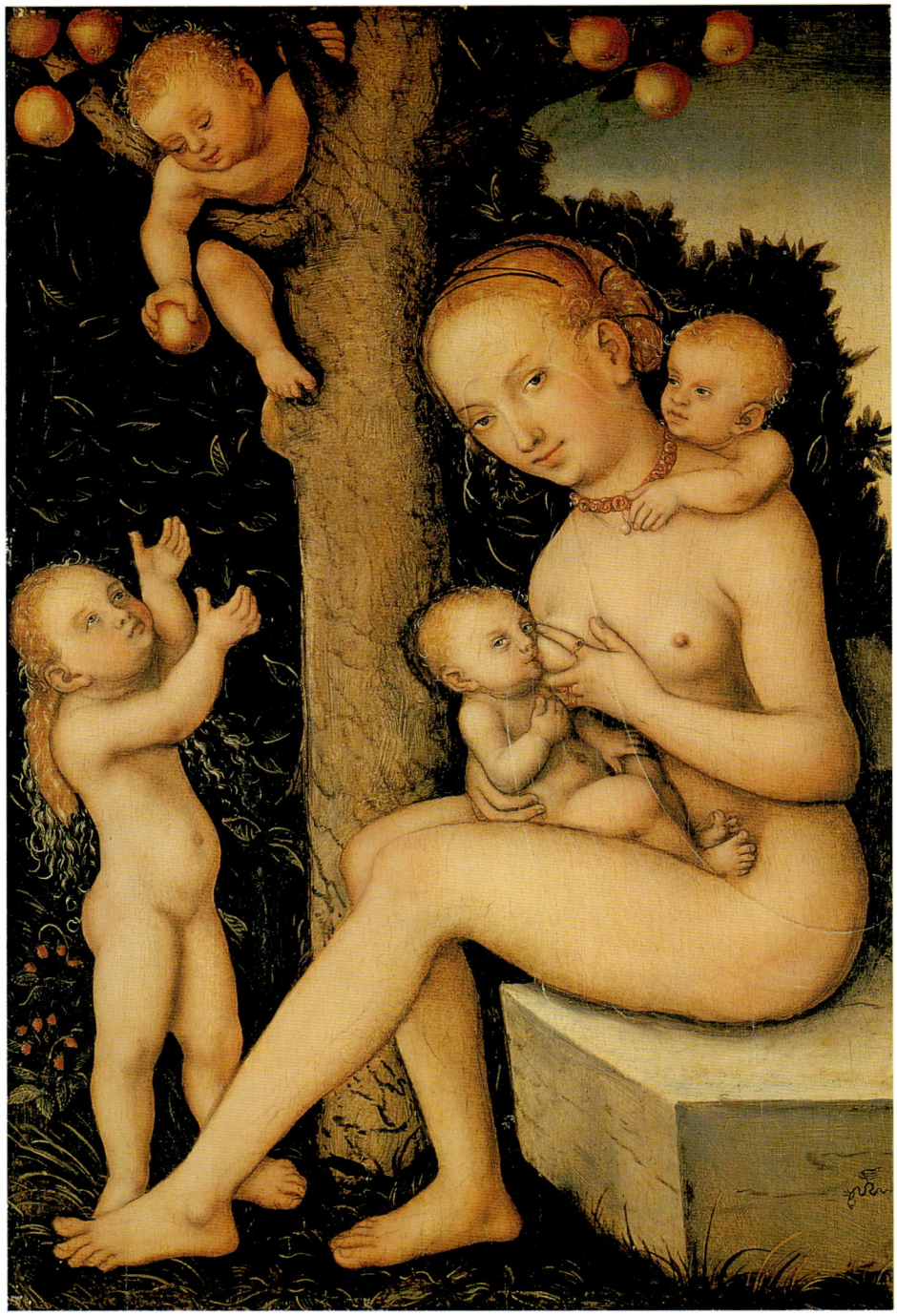

Abb. 8
Lucas Cranach d. Ä.
(1474–1553), »Caritas«
(Christies, London)

◁

nigen Zitate über Gründe zum Nichtstillen finden wir bei
Thomas Murner in seiner »Narrenbeschwörung« (1512):

> »Das Kind seigt ihr ein ander wib,
> Uf das die brüst an irem lib
> Zart und rein beliben stan.« (4)

Trotz dieser weit verbreiteten negativen Einstellung der Mütter
dieser Zeit zum Stillen ihrer Kinder blieb die stillende Maria ein
beliebtes Motiv für Altäre und Andachtsbilder. Obwohl in der

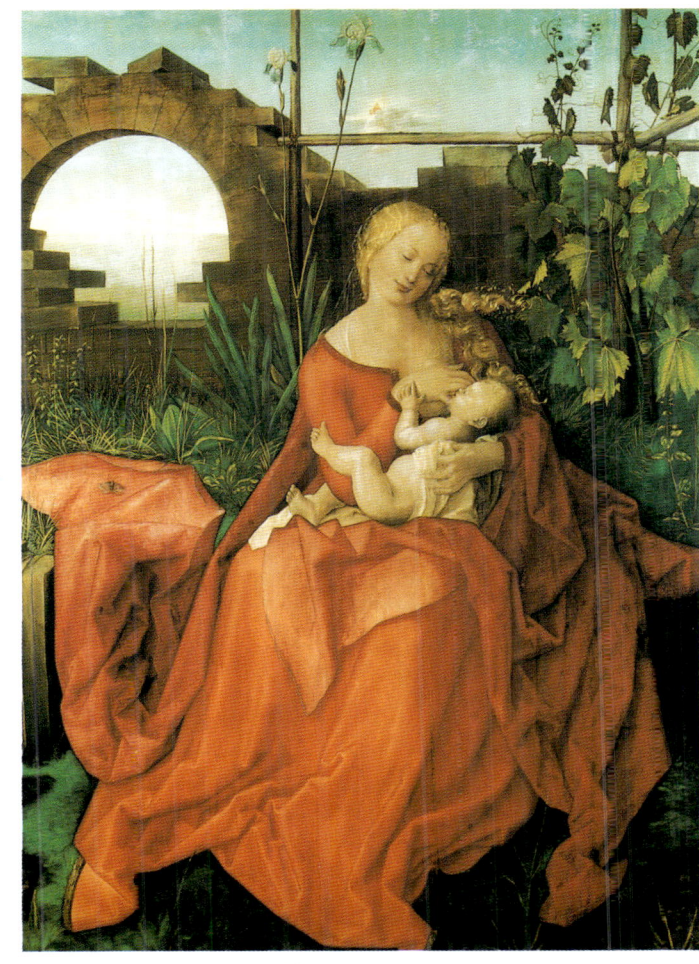

▷

Abb. 9
Schule von Albrecht
Dürer, »Madonna
mit der Schwertlilie«,
um 1515 (National Gallery,
London)

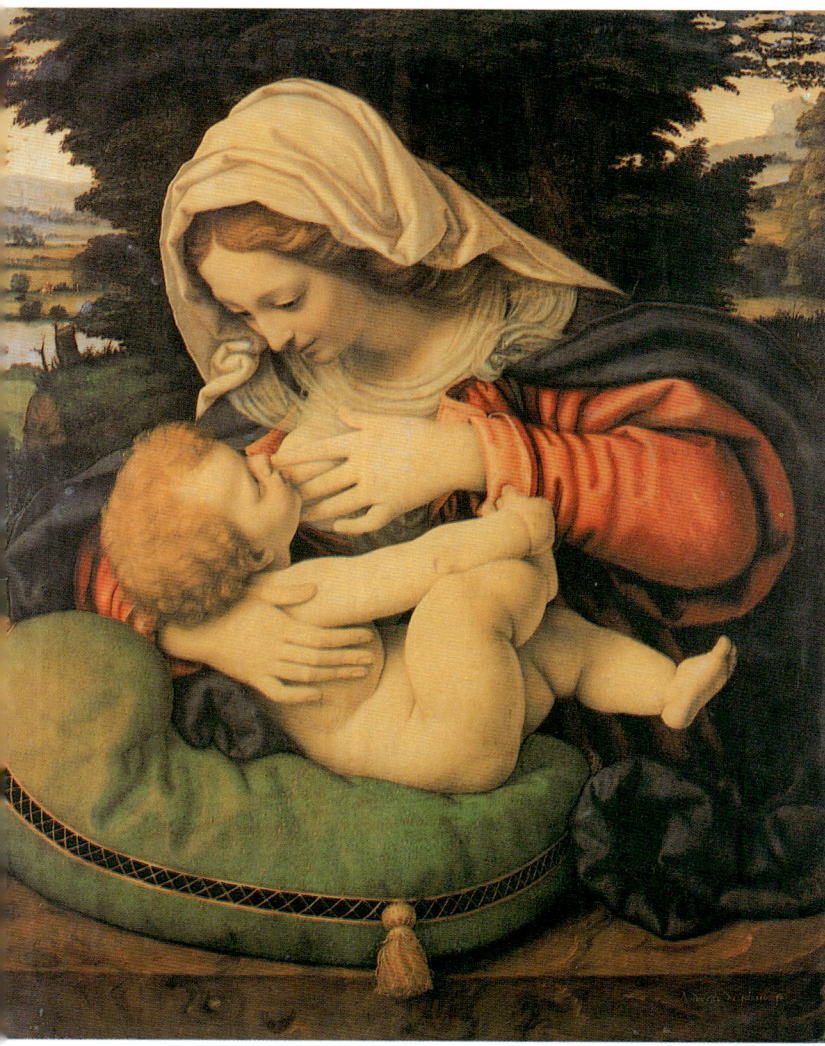

Abb. 10
ANDREA SOLARIO,
»Die Jungfrau auf dem
grünen Kissen«,
um 1510 (Louvre, Paris)

◁

▷

Abb. 11
MARINUS VAN REYMERS-
WAELE (um 1490 bis
nach 1567), »Die Madonna
mit dem Jesusknaben an
der Brust« (Prado, Madrid)

Abb. 12 (s. Seite 78)
Meister der Magdalenen-
legende (spätes 15. Jahr-
hundert). Maria mit dem
Kinde (Kunstmuseum
Basel)

Abb. 13 (s. Seite 79)
HANS BALDUNG
(1484/5–1545),
»Die Madonna mit den
Papageien«, um 1525/28
(Germanisches National-
museum, Nürnberg)

Renaissance erstmals seit der Antike Kunstwerke ohne kirchlichen Bezug entstanden, sind aus dieser Epoche fast keine anderen Stilldarstellungen als Marienbilder bekannt (6). 2 Ausnahmen sind die bildnerische Gestaltung einer Szene aus dem
Leben Jesu von VINCENT SELLAER (Abb. 7) und CRANACHS
»Caritas« (Abb. 8). Die Caritas (lat.: Fürsorge) war ein im Mittelalter häufig verwendetes Motiv, welches sich schon im antiken
Rom großer Beliebtheit erfreut hatte.

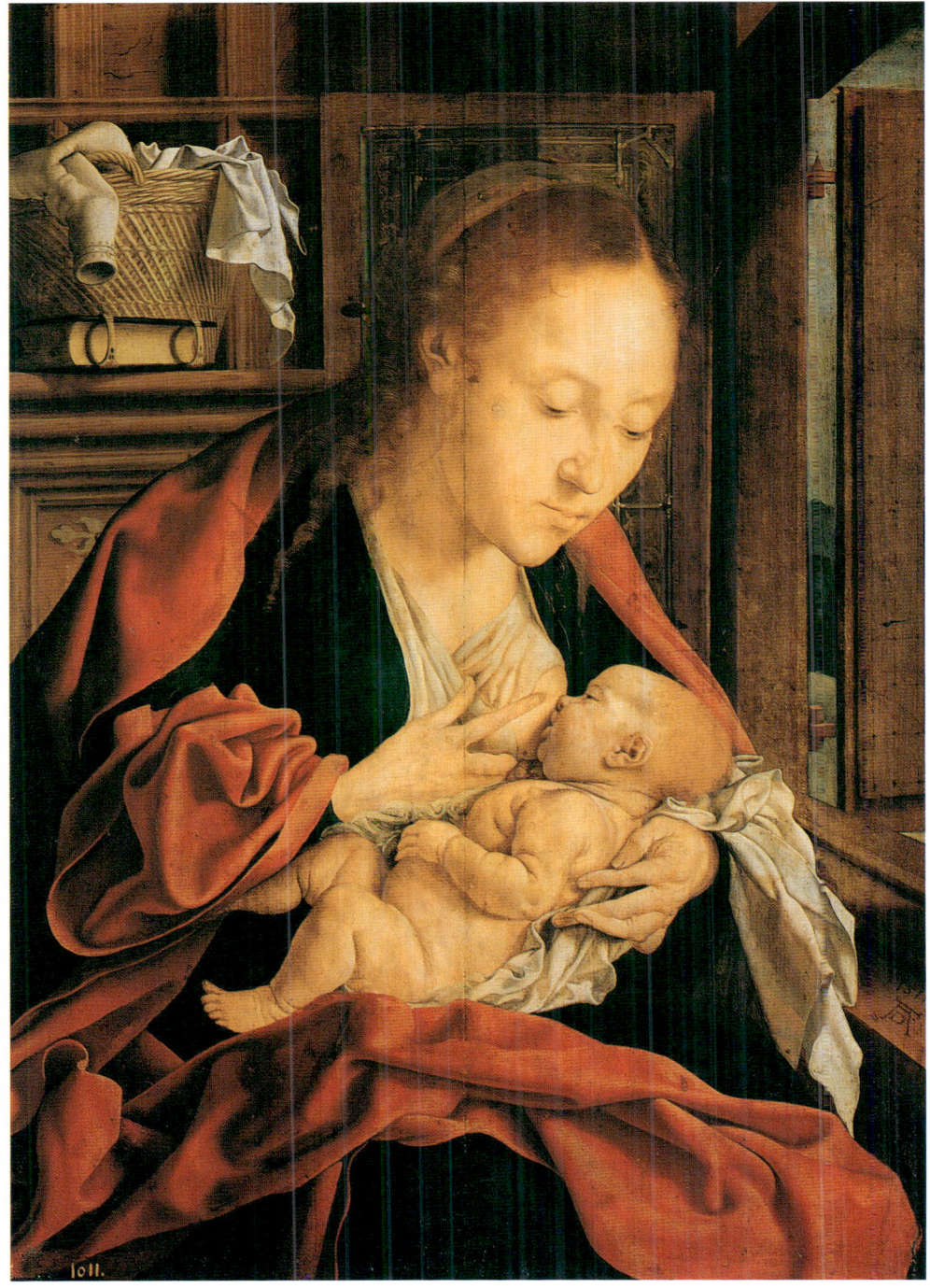

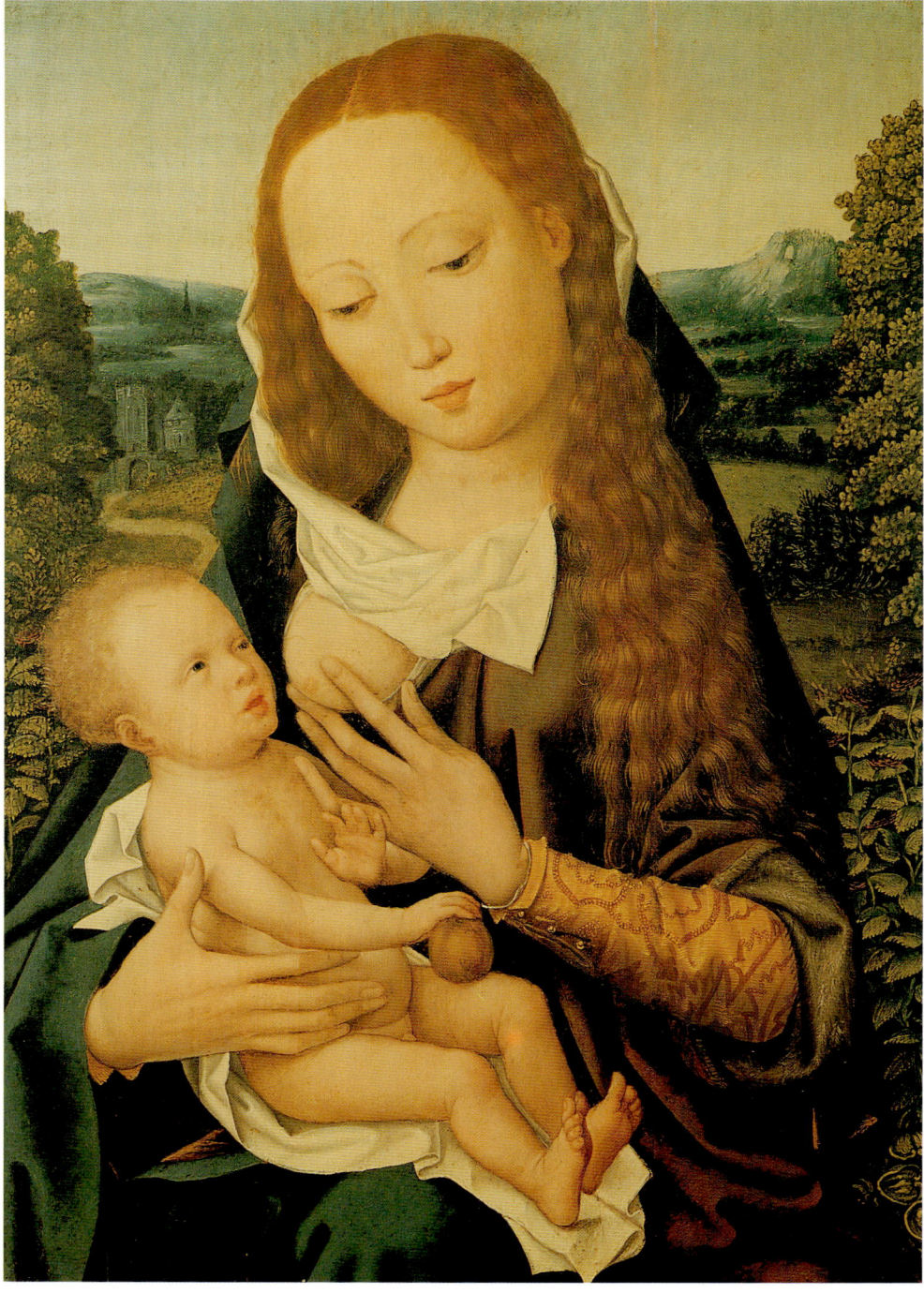

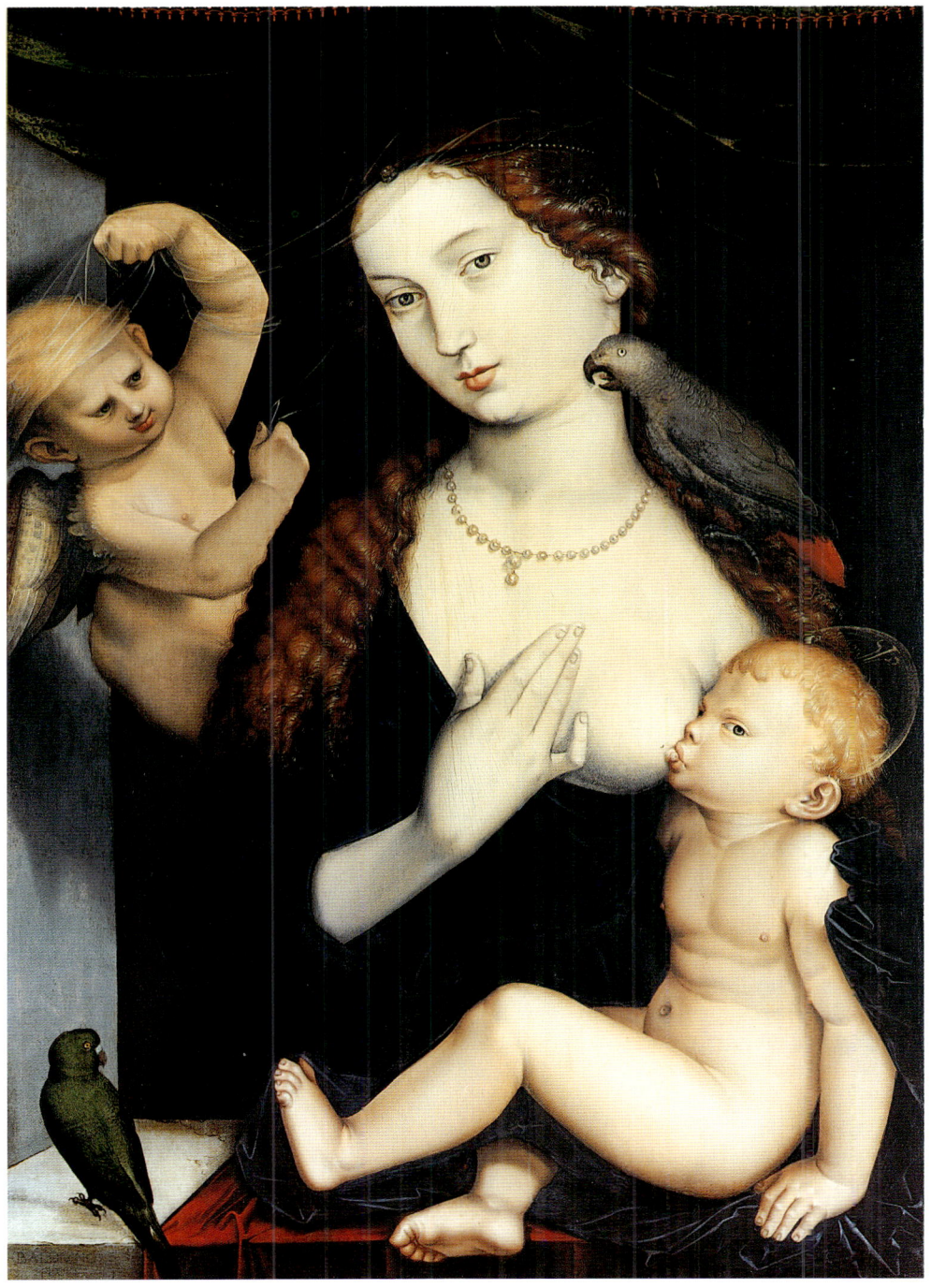

ALBRECHT DÜRER (1471–1528) faszinierte die Betrachter seiner Bilder vor allen durch eine bis dahin nicht gekannte Detailtreue, besonders bei der Wiedergabe von Pflanzen und Tieren. Aber auch mit dem menschlichen Körper setzte er sich intensiv auseinander. Neben dem Bemühen um anatomische Korrektheit versuchte er auch, Gefühlsbeziehungen zwischen dargestellten Personen wiederzugeben. Erstmals sehen wir in der Renaissance, wie auch in Abb. 9 gut erkennbar, den direkten Blickkontakt zwischen Maria und dem Kind.

In Abb. 10, gemalt von dem norditalienischen Renaissancekünstler ANDREA SOLARIO (1470–1514), läßt sich sehr schön die effektvolle Gestaltung des Lichteinfalles erkennen. Vor allem der Körper des Jesusknaben, aber auch Gesicht sowie Hand und Brust der Maria werden durch eine undefinierbare Lichtquelle aus dem dunklen Hintergrund hervorgehoben. Auch ist SOLARIO offensichtlich die Wiedergabe der liebevoll-zärtlichen Mutter-Kind-Beziehung wichtig. Der Betrachter soll mit hineingezogen werden in das emotionale Geschehen des Bildes.

Weitere Beispiele für die zahlreichen stillenden Madonnen der Renaissancezeit sind die Abb. 11–13.

Das Zeitalter des Barock (vor allem das 17. Jahrhundert) ist geprägt von dem Wiedererstarken der katholischen Kirche nach den Umbrüchen der Reformation. Die Erfolge der Gegenreformation des 16. Jahrhunderts verschafften Rom nicht nur zunehmenden Einfluß in Gesellschaft und Politik, sondern auch neue Geldquellen. Diese wurden in bedeutendem Umfang für den Neubau und die künstlerische Ausgestaltung von Kirchen und Klöstern eingesetzt, die zu einem großen Teil Opfer der Zerstörung durch die Bilderstürmer geworden waren. Für die Kunst des Abendlandes bedeutete dies einen zweiten Entwicklungs- und Schaffensschub nach der Hochrenaissance.

Barock

Obwohl die Kirche den Anstoß für diese Entwicklung gab, hatte sich gegenüber der Renaissance etwas Entscheidendes geändert: es gab nun – vor allem in protestantischen Gebieten – nicht nur kirchliche, sondern auch weltliche (vor allem bürgerliche) Auftraggeber für Kunstwerke. Dies war in der Renaissance noch die Ausnahme gewesen.

Auch hatte sich die Themenpalette erheblich erweitert: nach der bis dahin überwiegenden Verwendung biblischer Motive fanden sich nun Allegorien, Stilleben und sogar die ersten Portraits

Abb. 14
PETER-PAUL RUBENS,
»Caritas« (Schloß Weissen-
stein, Pommersfelden)

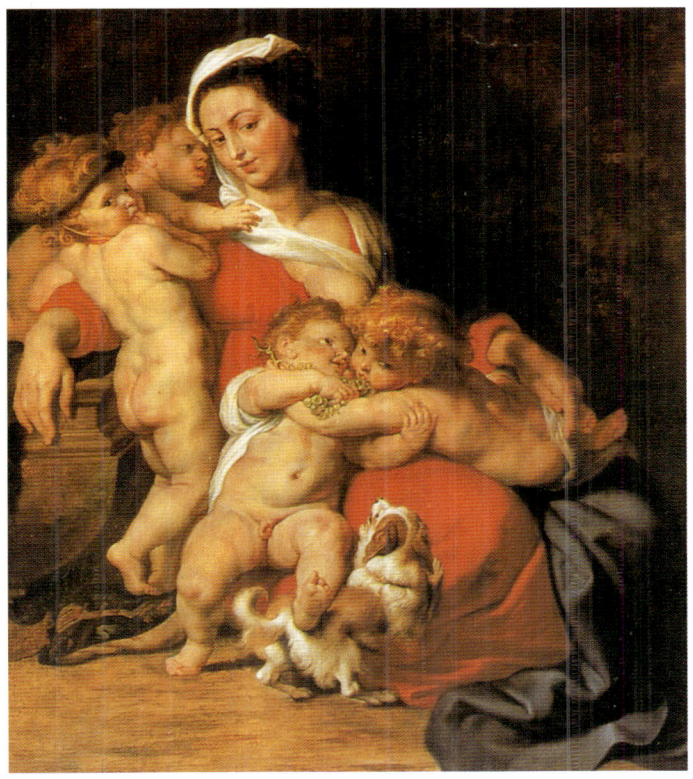

lebender Personen. Auch das Stillmotiv war nicht mehr allein der Heiligen Maria vorbehalten.

Ein Beispiel dafür ist die allegorische Darstellung der Caritas von PETER-PAUL RUBENS (1577–1640) (Abb. 14). Die stillende Mutter wurde von RUBENS (wie schon früher von CRANACH) als Personifikation der Fürsorge betrachtet. Und dies, obwohl wir aus medizinhistorischen Quellen wissen, daß sich ärztlichen Empfehlungen zum Trotz das Ammen(un)wesen gerade im begüterten Bürgertum weiter zunehmender Beliebtheit erfreute (1).

Sehr schön läßt sich im Gemälde von RUBENS bei der Gestaltung der sich um die süße Quelle balgenden Kleinen die im Barock Flanderns und anderer überwiegend katholischer Regionen übliche körperliche Fülle beobachten, wobei den Figuren auch hier dennoch eine reizvolle Lebendigkeit und plastische Beweglichkeit nicht fehlt.

81

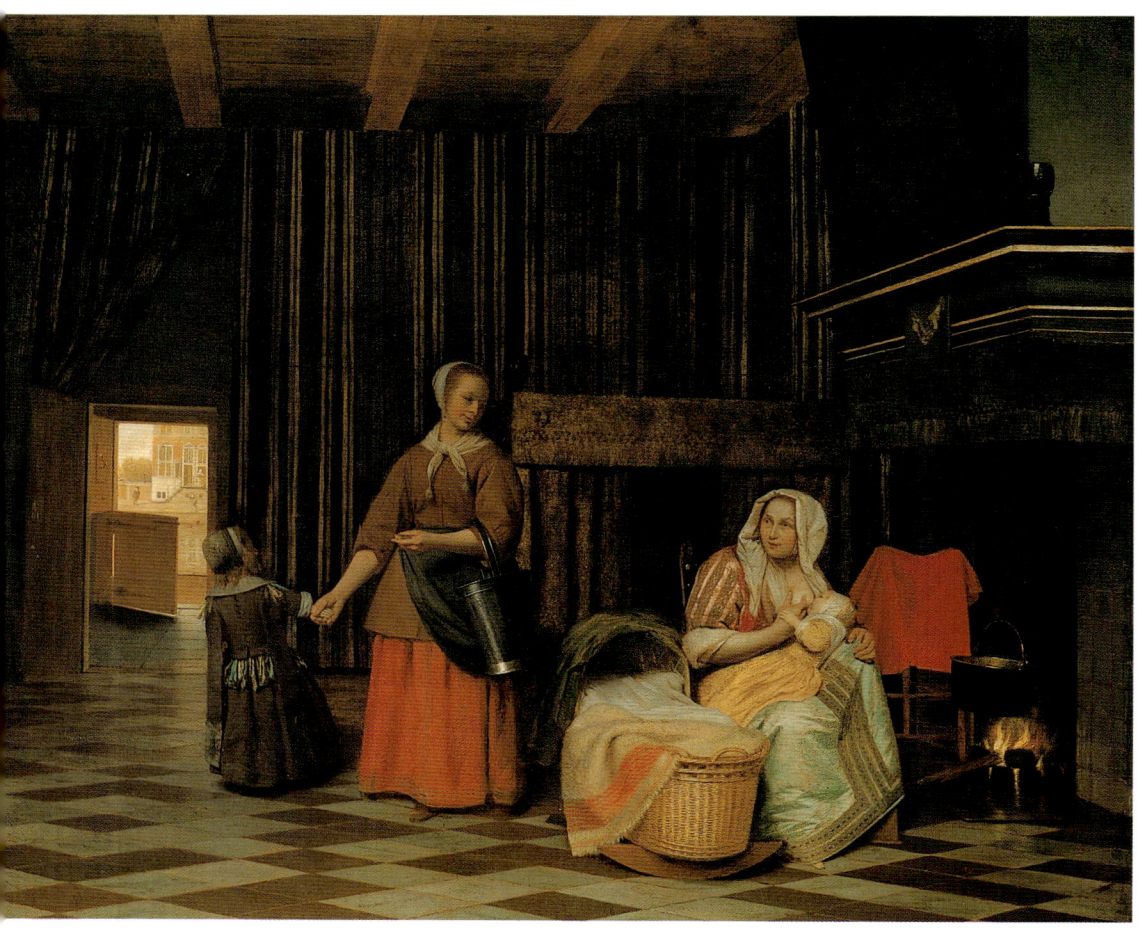

Im deutlichen Kontrast zum RUBENS-Bild steht die bürgerliche Stillszene von PIETER DE HOOCH (Abb. 15). Typisch für die Barockmalerei im protestantischen Holland waren Stilleben, Landschaften, Portraits oder sog. Interieurbilder, auf denen meist Frauen bei der Verrichtung alltäglicher Haushaltspflichten zu sehen waren. Offensichtlich zählte dazu zumindest teilweise auch das Stillen der Kinder durch die Mutter selbst.

Ein Beispiel für eine Stillende des italienischen Barock zeigt Abb. 16.

Immer vielfältiger wurden im Laufe der Jahrhunderte die Zusammenhänge, in denen man auf Bildern das Stillen darstellte. Die Abb. 17 zeigt JOHANN F. A. TISCHBEIN (1750–1812) mit

Abb. 15
PIETER DE HOOCH (1628–1684), Frau mit Kind an der Brust und Dienstmagd, um 1670/1675 (Kunsthistorisches Museum, Wien)

Klassizismus

Frau und Tochter auf einem selbstangefertigten Familienportrait. Zufriedenheit und auch ein wenig Stolz sprechen aus diesem Bild. Wäre in seiner Epoche, dem Klassizismus, noch wie 100 Jahre zuvor in bürgerlichen Kreisen das Stillen verpönt gewesen, so hätte TISCHBEIN seine Tochter sicherlich auf andere Weise mit ins Bild gebracht.

Natürlich nicht nur in bezug auf das Stillen kann der Klassizismus als Reaktion auf Barock und die darauf folgende Epoche des Rokoko verstanden werden. Als sinnentleert und frivol wurden die barocken Figuren, als zügellos und egozentrisch die

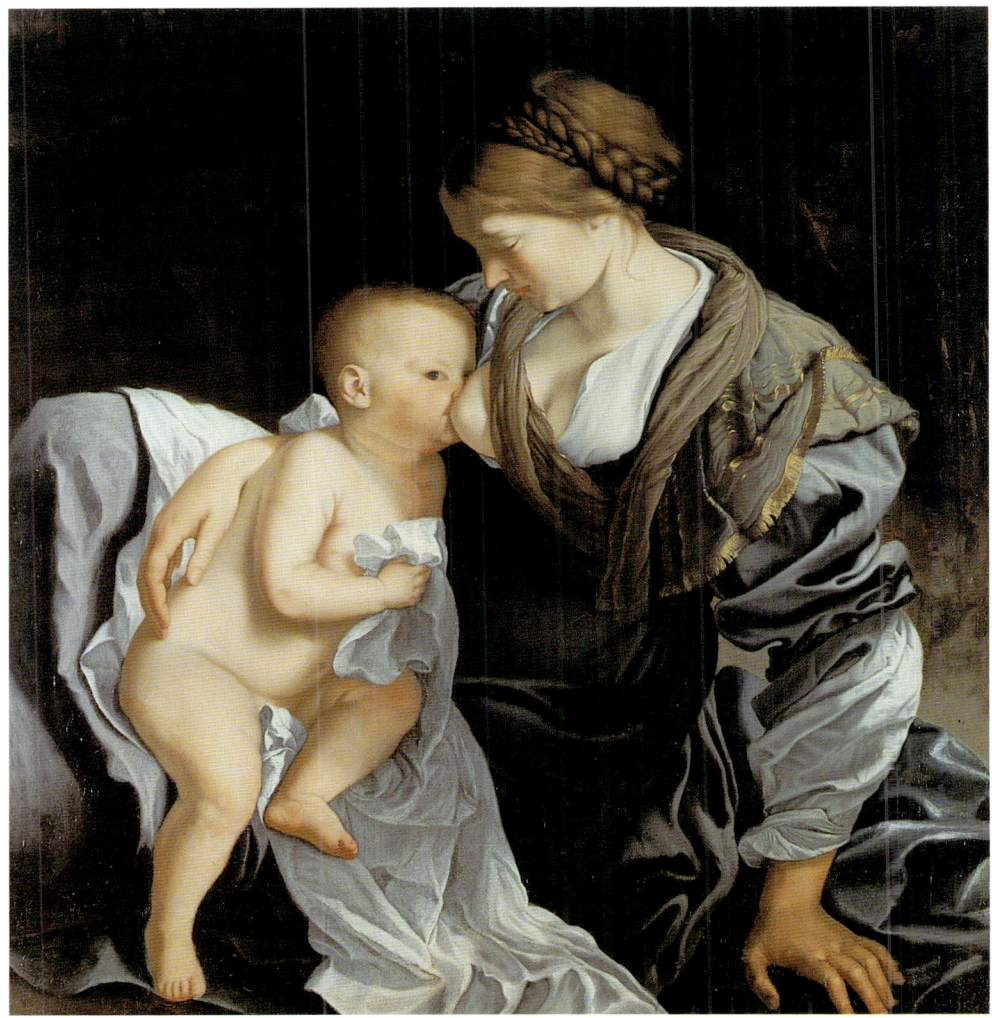

Abb. 16
ORAZIO GENTILESCHI (1563–1639), Madonna mit dem Jesusknaben an der Brust (Christies, London)

weltlichen und kirchlichen Herrscher ihrer Zeit von Künstlern und Bürgern kritisiert. Erneut besann man sich auf die Antike und kehrte zurück zu klaren Formen und systematischem Bildaufbau. Präzision, Ausgewogenheit der Komposition und gleichmäßige Beleuchtung bestimmen diesen fast kühlen Malstil.

In der 2. Hälfte des 19. Jahrhunderts nahm ein völlig neuer, revolutionärer Malstil von den Ateliers des Kunstzentrums Paris seinen Ausgang: der Impressionismus. Wirklichkeitstreue und realistische Objektwiedergabe traten für die Künstler in den Hintergrund. In den Mittelpunkt des Interesses rückte nun der subjektive Eindruck (»Impression«), den der Künstler von seinem Motiv hatte.

Impressionismus

Begünstigt wurde dieser Wandel wesentlich von einer simplen Erfindung, nämlich der verschraubbaren Farbtube. Sie ermöglichte es, Leinwand und vor allem die Farben mit ins Freie zu nehmen und Bilder unter freiem Himmel anzufertigen. Nicht mehr nur aus der Erinnerung mußten Landschaften oder Menschengruppen gemalt werden. Die Reflexion des Künstlers, seine momentanen Empfindungen bestimmten nun die Bildidee.

Ein gutes Beispiel für diese neue Auffassung ist das in Abb. 2 gezeigte Bild, das ALINE RENOIR beim Stillen ihres Sohnes Pierre zeigt. Sehr schön kann man den impressionistischen Ansatz AUGUSTE RENOIRS (1841–1919) nachvollziehen. Farbtupfer ersetzen Farbflächen, Grenzen sind aufgelöst, und dennoch hat der Betrachter ein genaues Bild von der Realität dieser Stillszene. Trotz der objektiven Vielfarbigkeit des Rockes beispielsweise besteht subjektiv kein Zweifel, daß der verwendete Stoff einfarbig blau ist.

Zum Inhalt des Bildes: Geradezu zu spüren ist die Wohligkeit, mit der das Kind an der Brust der Mutter saugt. Eine friedliche, ja liebliche Szene. Führt man sich nun vor Augen, daß dieses Bild im Zeitalter der bereits fortgeschrittenen Industrialisierung mit allen seinen sozialen Problemen, die auch RENOIR trafen, entstand, so wird die Kritik der nachfolgenden Malergeneration an der ihrer Meinung nach idealisierten Wiedergabe der Wirklichkeit durch die Impressionisten nachvollziehbar.

Das Bild von JAMES SHANNON (1862–1923) ist ein anderes Beispiel für die im Impressionismus so beliebten Stillszenen (Abb. 18). Der Stillrealität und der Einstellung der Bevölkerung

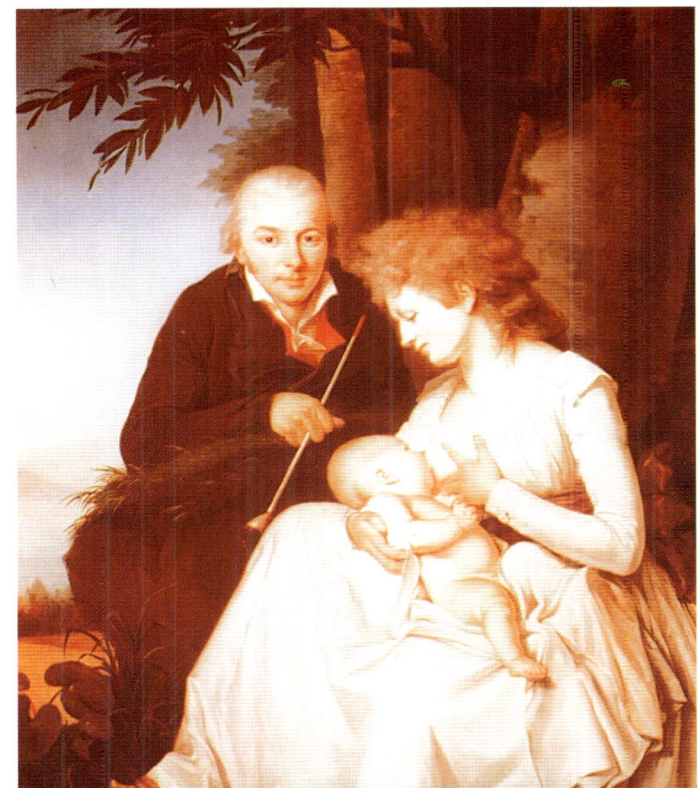

Abb. 17
JOHANN F. A.TISCHBEIN,
»Selbstbildnis mit Frau
und Tochter«, 1788 (Neue
Galerie, Kassel)

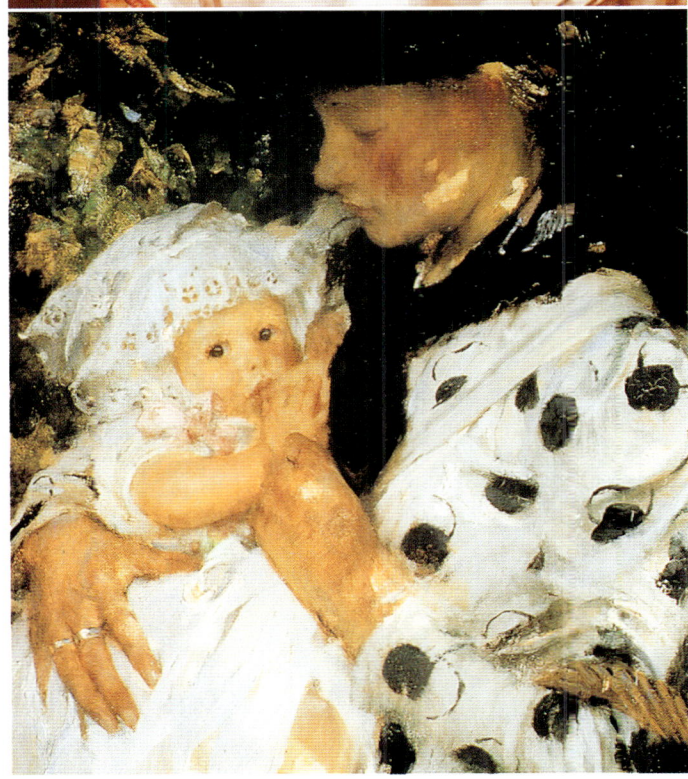

Abb. 18
JAMES SHANNON,
»Flower girl«, 1895,
Ausschnitt (Privatbesitz)

zum Stillen entsprach der daraus zu gewinnende Eindruck von einer stillfreundlichen Gesellschaft allerdings nicht. In den unteren Gesellschaftsschichten wurde so schnell wie möglich abgestillt, um sich wieder mit ganzer Kraft und ohne zeitliche Bindung an das Kind dem kargen Broterwerb widmen zu können. Selbst wenn Frauen aus mittleren oder höheren Schichten ihre Kinder selbst stillten, so war es doch ausgeschlossen, dies in der Öffentlichkeit zu tun (1). Die Entwicklung industriell gefertigter Säuglingsnahrung kam dieser Gesellschaft am Ende des vergangenen Jahrhunderts gerade recht.

Das ausklingende 19. und der Anfang des 20. Jahrhunderts zeichneten sich in der Kunst durch eine rasche Entwicklung von neuen und zum Teil sehr unterschiedlichen Stilrichtungen aus.

Moderne

PAUL GAUGUIN (1848–1903) wird als einer der wichtigsten Vertreter des Symbolismus betrachtet. Nachdem er zunächst als

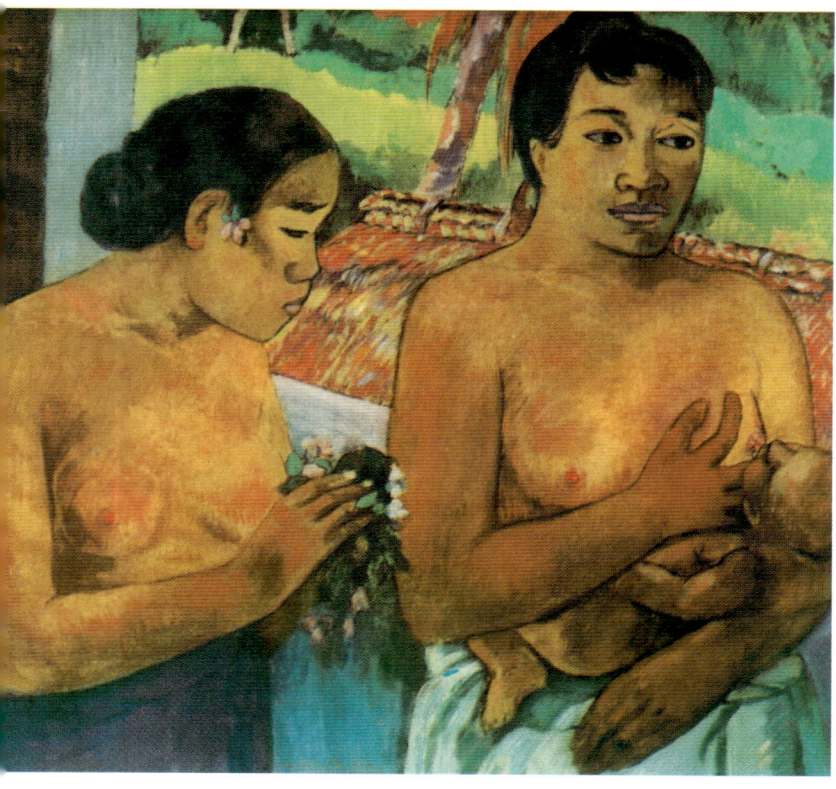

Abb. 19
PAUL GAUGUIN,
»Die Gesandtschaft«,
1902 (Sammlung
E. G. BÜHRLE, Zürich)

86

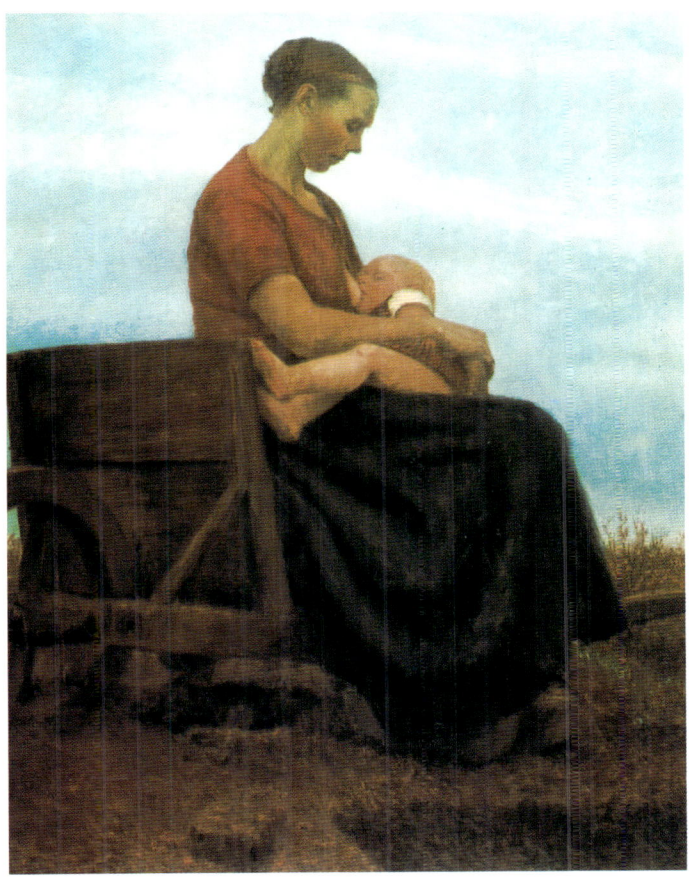

Abb. 20
FRITZ MACKENSEN,
»Stillende Mutter
auf dem Torfkarren«
(Kunsthalle Bremen)

Bankangestellter ein recht bürgerliches Leben aufgebaut hatte,
zog er sich später – von der westlichen Zivilisation abgestoßen –
nach Tahiti zurück, auf der Suche nach dem ursprünglichen
Leben. Häufig sind auf seinen Bildern (Abb. 19) Stillende zu
sehen. Offenbar empfand GAUGUIN sehr deutlich den Kontrast
zwischen der europäischen Metropole Paris und der Südsee im
Umgang mit dieser so einfachen und natürlichen Art der Säuglingsernährung.

Interessant an dem abgebildeten Werk von GAUGUIN ist, daß
das Stillen nicht im Vordergrund steht, sondern fast nebensäch-
lich und damit um so selbstverständlicher erscheint. Von einer
Tabuisierung des Stillens in der Öffentlichkeit wie in Europa

des 19. und frühen 20. Jahrhunderts war in Tahiti nichts zu spüren.

In anderer Weise als GAUGUIN zog sich die Worpsweder Künstlergruppe aus der bürgerlichen Gesellschaft zurück. Ihr Ansatz war die Rückkehr zu einem von den Vorgaben und Einflüssen der Natur bestimmten Leben. Landschaften, Bauernhöfe und Menschen bei der Arbeit auf dem Felde sind häufige Motive. Oft beherrscht eine drückende, melancholische Stimmung die Bilder der Künstler aus Worpswede.

Zu den Gründern der Künstlerkolonie bei Bremen gehörte auch FRITZ MACKENSEN (1866–1953). Eines seiner eindrucksvollsten Bilder ist die »Stillende Mutter auf dem Torfkarren« (Abb. 20), im Volksmund die »Worpsweder Madonna«. Wenig Glück spricht aus diesem Bild. Erschöpft und deutlich vorgealtert betrachtet die Mutter ihr nicht mehr ganz kleines Kind. Man spürt förmlich die halb hoffenden, halb bangenden Gedanken über die Zukunft ihres so friedlich saugenden Kindes.

Interessant an MACKENSENS Bild ist die Beobachtung, daß die Bluse der Mutter wie schon die Gewänder mittelalterlicher Mariengestalten (Abb. 1 u. 4) vertikale Schlitze aufweisen. Durch diese konnte ohne weitere Umstände dem Kind die Brust gereicht werden. Offenbar handelt es sich bei diesen Schlitzen um eine jahrhundertelang angewandte »Stillerleichterung«, die heute in dieser Form nahezu vergessen scheint.

PABLO PICASSO (1881–1973), der eine Vielzahl von Stilldarstellungen schuf, durchlief im Laufe seines Künstlerlebens sehr unterschiedliche Stilphasen. Nach der sog. »Blauen Periode« und der »Rosa Periode« wurde PICASSO zusammen mit GEORGES BRAQUE um 1908 Begründer des Kubismus. Die Abb. 21 zeigt ein Werk aus der nachkubistischen Schaffensperiode, in der er häufig mit den Surrealisten in Verbindung gebracht wird. Diese waren entscheidend geprägt von SIGMUND FREUDS Erkenntnissen auf dem Gebiet der Psychoanalyse. Inhalte des Unterbewußtseins, also Wünsche, Ängste und Träume der Künstler (und auch der Betrachter) sollten an- oder ausgesprochen, wachgerufen oder wachgehalten werden.

Sehr gegenständlich und doch alles andere als wirklichkeitsgetreu zeichnete PICASSO diese Stillende. Unwesentlich sind die fehlende anatomische Korrektheit der Schultern oder die Anzahl der Finger an einer Hand. Dennoch (und vielleicht gerade um so mehr) wird die Aufmerk-

Abb. 21
PABLO PICASSO,
»Mutterschaft«, 1963
(Privatbesitz)

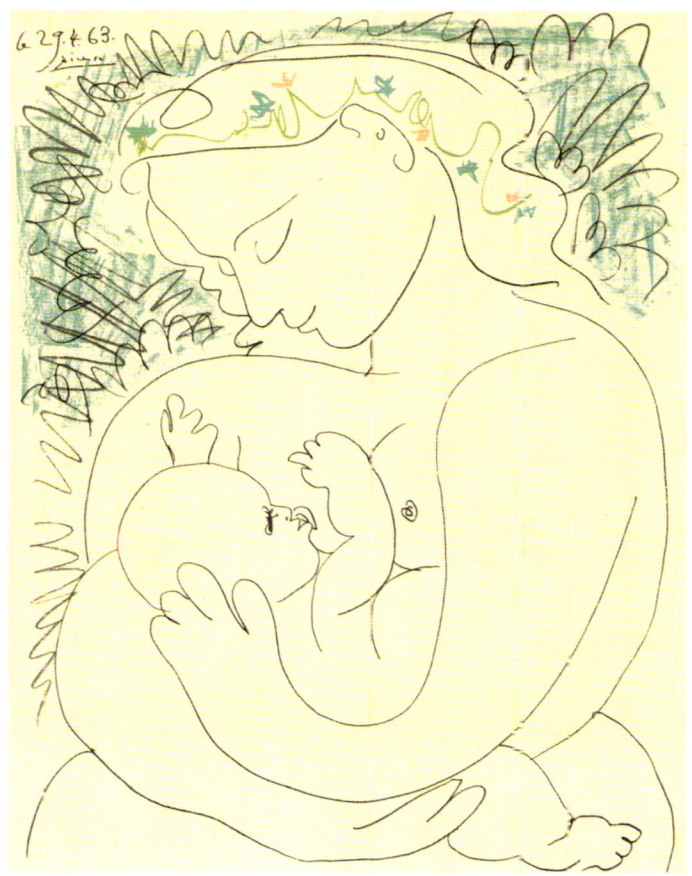

sam keit des Betrachters ganz auf den innigen und warmen Kontakt zwischen Mutter und Kind konzentriert. Mit beiden Armen und zugleich auch mit allen anderen Linien ihres Körpers umschließt die Stillende den Säugling, der mit beiden Händen die Zuneigung aufzunehmen scheint.

Mutterschaft verbildlicht PICASSO mit dem Vorgang des Stillens. Unmittelbar und mit ausschließlich gestalterischen Mitteln versteht es PICASSO in diesem Bild, die Rolle nachvollziehbar und begreifbar zu machen, die das Stillen für die unbewußte Entwicklung eines Kindes, vor allem aber auch für die Beziehung zwischen Mutter und Kind haben kann. Trotz aller Unterschiede in äußerlicher und inhaltlicher Gestaltung schwingen dieser Gedanke und das Wissen um diese Zusammenhänge bei allen Stilldarstellungen durch die Jahrhunderte mit.

Anhand der wenigen gezeigten Beispiele aus den weit über tausend bekannten Stillbildern wird deutlich, daß sich Menschen – und damit natürlich auch Künstler – zu allen Zeiten mit dem Thema Stillen auseinandergesetzt haben. Die Aktualität und Bedeutung dieser Auseinandersetzung sind nicht zuletzt abzulesen an der Verwendung von Stilldarstellungen sogar in Werbung und Propaganda (siehe S. 53). **Fazit**

In allen Kulturen, auf allen Erdteilen war und ist das Stillen natürlicherweise die erste und wichtigste Art der Säuglingsernährung. So wundert es nicht, daß dieser so bedeutsame Vorgang seit frühester Zeit Gegenstand künstlerischer Darstellungen war. Es gibt kaum eine Epoche in der Kunstgeschichte, in der sich Künstler nicht auch mit dem Motiv des Stillens befaßt hätten. **Zusammenfassung**

Literatur

1. FILDES, V.: Wet nursing: a history from antiquity to the present. Basil Blackwell Inc., Oxford-New York 1988.
2. LEISTE, S.: Studien zur Darstellung des Kindes und der Kindheit in der bildenden Kunst des ausgehenden Mittelalters und der frühen Neuzeit. Dissertation, Erlangen-Nürnberg 1983.
3. MÜLLER, H. W.: Die stillende Gottesmutter in Ägypten. Materia Medica Nordmark 1963.
4. PEIPER, A.: Chronik der Kinderheilkunde. 3. Aufl. Thieme, Leipzig 1958.
5. QUATEMBER, M.: Die Darstellung von Mutter und Kind in der antiken Kunst. Dissertation, Wien 1948.
6. SCHILLER, G.: Ikonographie der christlichen Kunst, Bd. 4.2. Maria. Gütersloher Verlagshaus Mohn, Gütersloh 1980.
7. TAYLOR, J.: The duty of nursing children. In: RATNER: The nursing mother: historical insights from art and theology. Child Fam. **8**,19 (1949).

Foto ARTOTHEK, Peissenberg: Abb. 6–8, 10–13, 15, 16 **Bildnachweis**

Stillen in der guten alten Zeit

O. Tönz, Luzern

Mit der Ernährung des Kindes an den Milchdrüsen der Mutter wird beim Säuger zwischen Fetalentwicklung und Individuation eine Zwischenphase eingeschaltet, in der das Junge immer noch aus dem Leib der Mutter ernährt wird; eine Phase, die bei den Hominiden mit Recht als »laktierende Tragzeit« bezeichnet werden darf. In der Geschichte der Evolution ist diese Tragzeit sogar älter als die intrauterine, denn schon vor der Entwicklung eines Uterus gibt es beim ältesten Säuger, dem eierlegenden Schnabeltier (Ornithorhynchus anatinus) eine Laktation, und bei den Marsupialia ist die laktierende Gestation im Beutel wesentlich länger als die intrauterine: fast die ganze Fetalentwicklung verläuft unter enteraler Milchernährung an einer Zitze des Muttertiers.

Diese Zwischenschaltung einer laktierenden Tragzeit zerreißt die engen Bande zwischen Mutter und Kind nicht mit der Durchtrennung der Nabelschnur, sondern gibt dem Kind weiterhin Wärme und Nahrung am und aus dem Körper der Mutter. Beim Menschen ist der Vorgang dieser Ernährungsweise zu einem emotional mitgetragenen Akt der mütterlichen Hingabe und zu einem Symbol der kindlichen Geborgenheit geworden.

Die Kunst- und Kulturgeschichte beweist, daß diesem Akt der innigsten Mutter-Kind-Vereinigung seit jeher und in allen Zeiten eine hohe, fast weihevolle Bewertung zuteil geworden ist. Erste Zeugnisse menschlicher Gestaltungsformen aus der Bronzezeit gelten der stillenden Mutter mit ihrem Kind (Abb. 1), und schon früh-ägyptische Skulpturen zeigen gleiche Szenen.

Die Wertschätzung des Stillens in der Gesellschaft

Von besonderer Ehrfurcht zeugt, daß schon früh auch Göttinnen beim Stillen ihrer Söhne und Töchter dargestellt werden, Isis stillt Horus, Hathor stillt Ihi usw. Beim Stillen des neugeborenen Zeus spritzt Milch seiner Mutter Rhea (infolge eines kräftigen let-down-Reflexes) über das ganze Firmament und erstarrt zur Galaxie (die Genesis der Milchstraße; Abb 2 u. 3).

In der christlichen Kultur wird Maria, die Mutter Gottes, als Virgo lactans oder Mater galactotrophans in ungezählten Kunstwerken aus allen Jahrhunderten verherrlicht (Abb. 4–6). Dabei ist die Darstellung Mariens als Stillende auf der Flucht nach Ägypten besonders beliebt, weil darin die Symbolik der Geborgenheit und des Schutzes in gefahrvoller Zeit besonders eindrücklich zum Ausdruck kommt (Abb. 7).

92

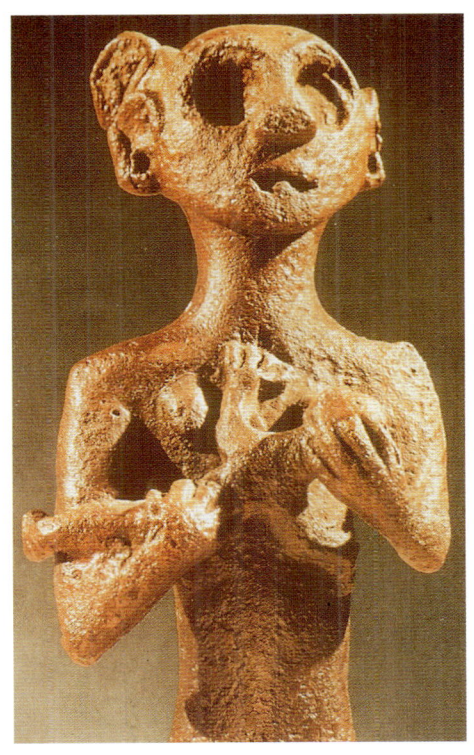

Abb. 1
Mutter und Kind,
etwa 2200 v. Chr.
Horoztepe, Anatolien.
Die erste bekannte
Bronzestatuette, die eine
stillende Mutter darstellt

Diese bildlichen Darstellungen beweisen die Hochschätzung des Stillens ebensosehr wie jene rührende Geschichte, die uns VALERIUS MAXIMUS, ein römischer Schriftsteller, in seiner Anekdotensammlung: »Factorum et dictorum memorabilium libri« erzählt: Der Seher Cimon, der der Stadt Unheil vorausgesagt hat, wird zum Hungertod im Kerker verurteilt. Nur nächste Verwandte dürfen ihn besuchen und werden von den Wachen streng auf mitgebrachte Lebensmittel untersucht. Die Tochter Pero aber stillt ihren greisen Vater insgeheim bei ihren Besuchen, und der Mann überlebt.

Die Geschichte wurde später vom christlichen Glaubensgut als Akt der Barmherzigkeit und Kindesliebe gepriesen (Caritas Romana; Abb. 8 u. 9).

93

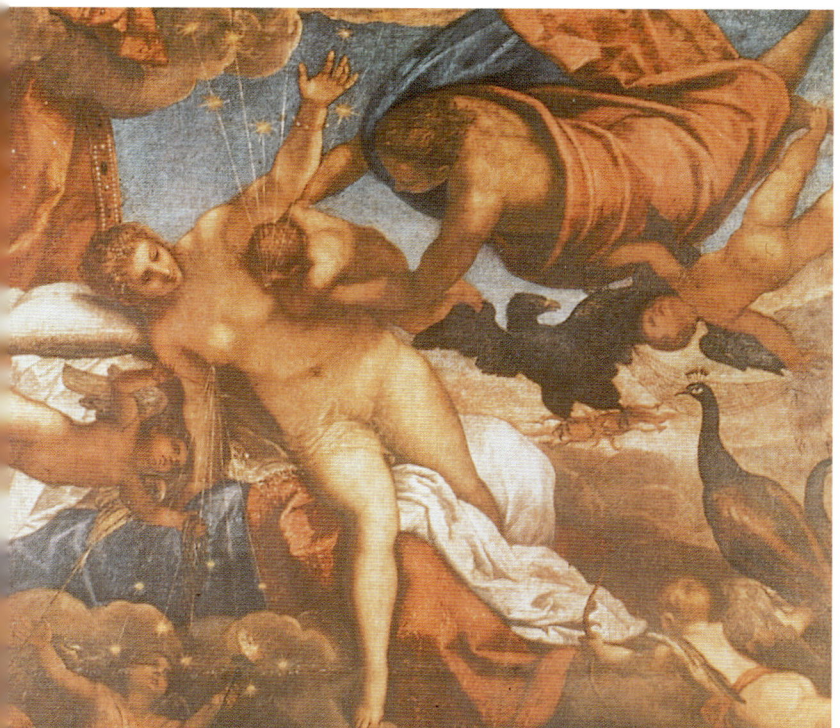

Abb. 2 und 3
Die Entstehung der Milch-
straße. Zeus wird seiner
Mutter Rhea an die Brust
gelegt

Abb. 2
Jacopo Tintoretto,
(1518–1594)

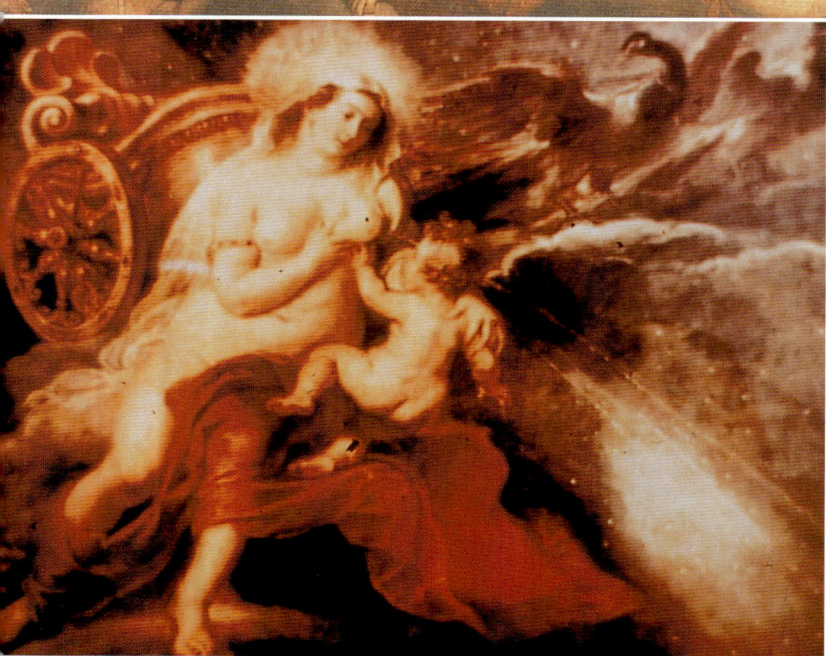

Abb. 3
Peter-Paul Rubens,
(1577–1640) (Ausschnitt).
Er hätte allerdings darauf
aufmerksam gemacht
werden müssen, daß der
Ejektionsreflex immer
doppelseitig ist!

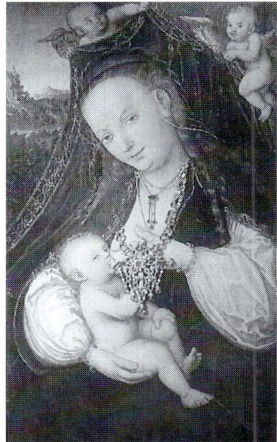

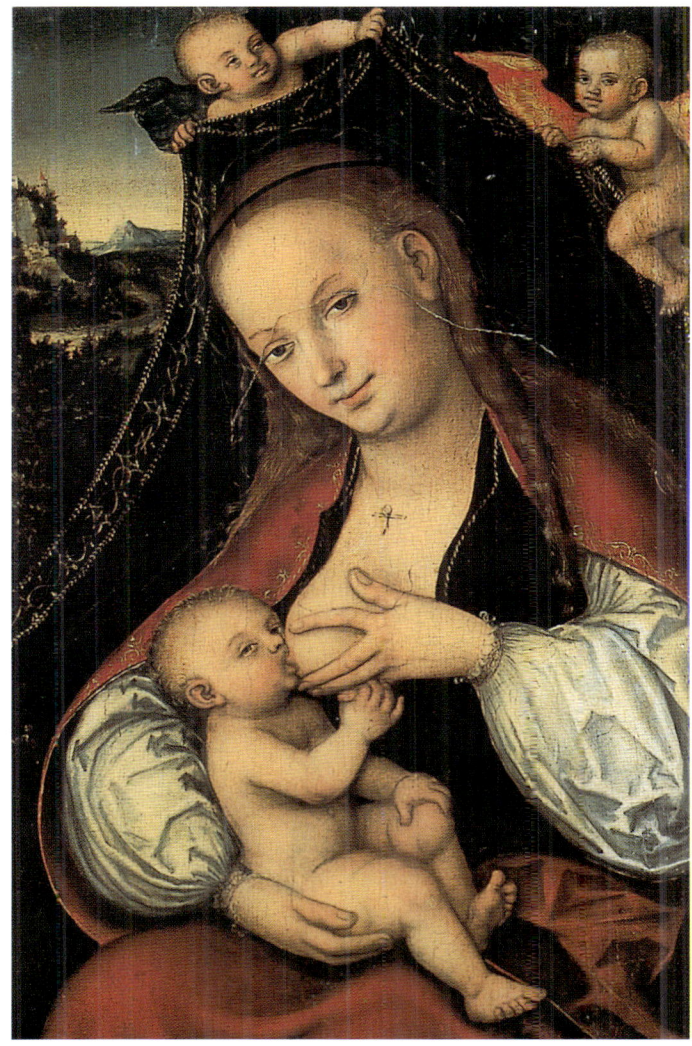

Abb. 4 und 5
LUKAS CRANACH D. Ä.
(1472–1553): Stillende
Madonna (1529, Kapuziner-
kirche Innsbruck). Aus
übertriebener Scham wurde
im 19. Jahrhundert der
Busen übermalt (Abb. 4),
1940 wieder in den
Originalzustand versetzt
(Abb. 5) (6)

Ideale und Realität

Die hohe ideelle Einstellung zum Stillen und das offensichtliche Fehlen anderer geeigneter Säuglingsnahrung haben deshalb zur allgemeinen Auffassung geführt, daß Säuglinge in den vergangenen Jahrhunderten fast ausnahmslos gestillt worden seien, wenn nicht durch die Mutter selber, so doch durch eine Amme. Aussagen wie: *»würde die Muttermilch nicht alle Bedürfnisse eines Säuglings decken, so wäre die Menschheit in den Jahrtausenden, in denen Muttermilch die einzige Ernährung war, längst ausgestorben«* werden allgemein als richtig und zutreffend akzeptiert.

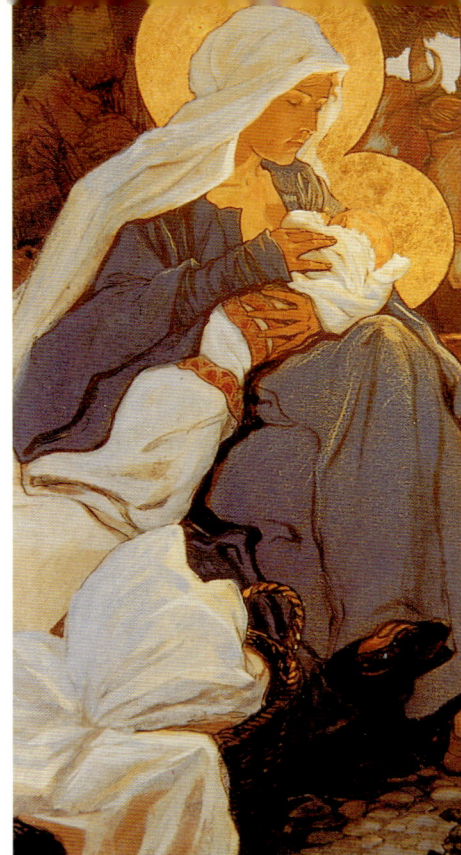

Abb. 6
MAXIMILIAN LIEBENWEIN
(1869–1926):
Madonna mit Kind, Wien

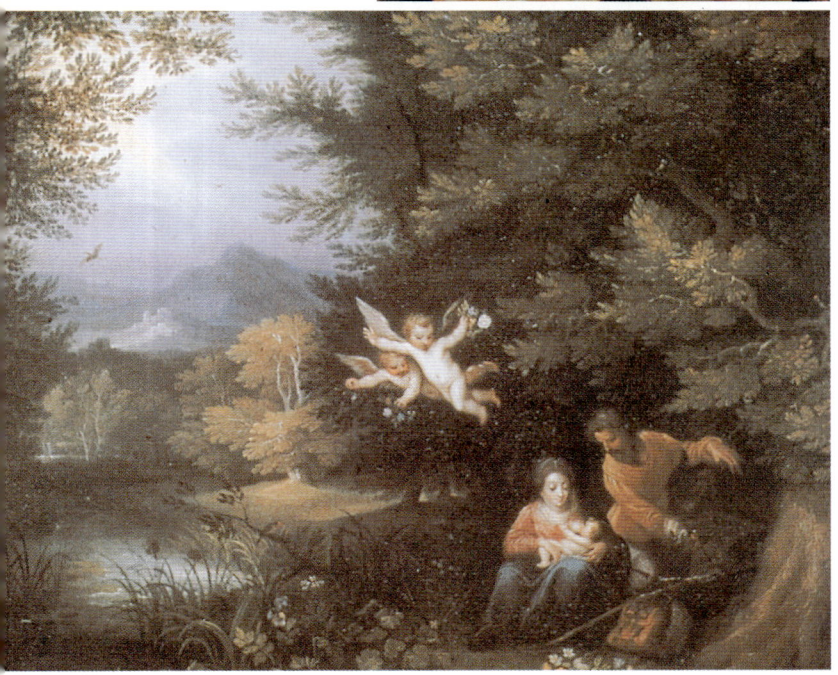

Abb. 7
JAN BRUEGHEL D. Ä.
(1568–1625): Ruhe auf der
Flucht

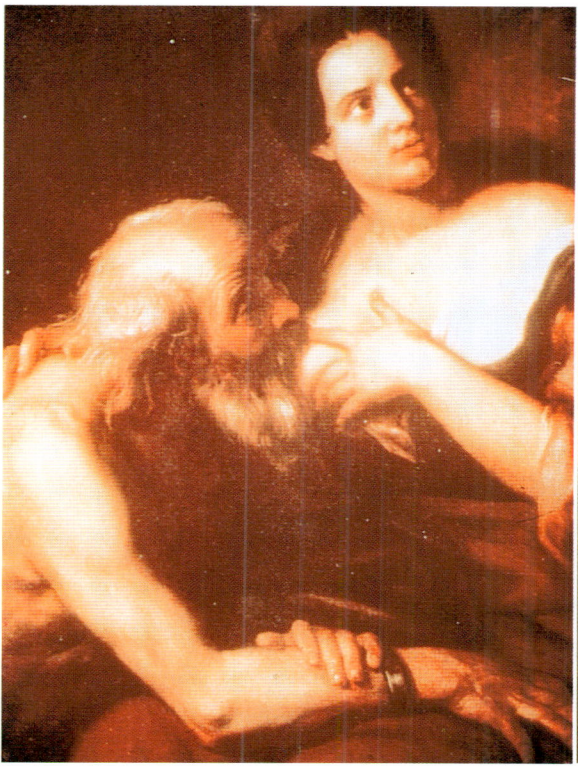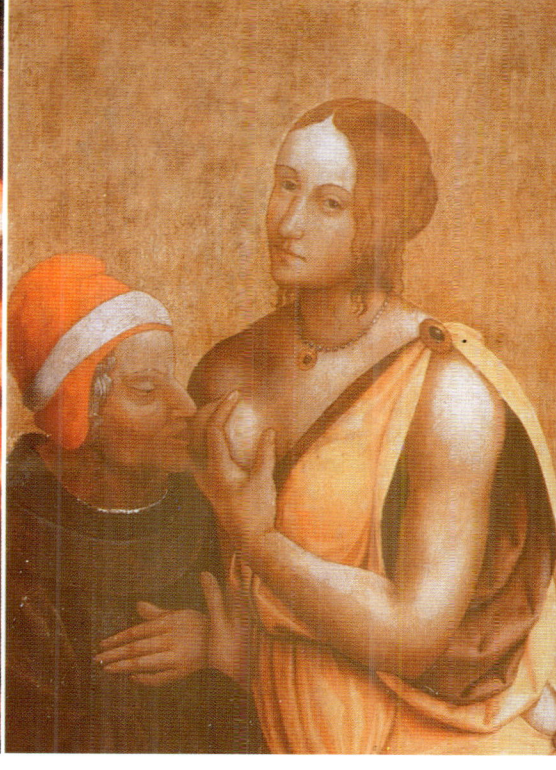

Abb. 8 und 9
Caritas Romana. Pero nährt
ihren zum Tod durch Ver-
hungern verurteilten Vater
Cimon (nach VALERIUS
MAXIMUS 31. n. Chr.)

Abb. 8
MICHELANGELO DA CARA-
VAGGIO (1573–1610): Dar-
stellung der Werke der
Barmherzigkeit, Neapel,
Chiesa della Misericordia,
1607

Abb. 9
Italienisch, 16. Jahrhundert

Heute wissen wir, daß Stillen, besonders bei der weißen Rasse,
auch früher oft nicht so selbstverständlich war, wie wir uns dies
heute vorstellen. Offensichtlich bereitete Stillen den Müttern
auch in früheren Zeiten nicht nur Freude. Jedenfalls gehen
schriftliche Erwähnungen von Versuchen, die Kinder ohne
Muttermilch zu ernähren, oder Funde von Trinkgeschirr für
kleine Säuglinge in früheste, sogar prähistorische Zeiten zurück;
werden in den gleichen Zeiträumen festgestellt, wie die ersten
Zeugnisse über das Stillen (8).

Schon in einem sumerischen Wiegenlied aus dem 3. vorchristli-
chen Jahrtausend verspricht die Mutter dem Kind, ihm eine gute
Amme zu besorgen. Trinkgefäße für Säuglinge sind aus neolithi-
scher Zeit erhalten. Im alten Ägypten existierte bereits das Horn
als Sauggefäß, wie dies noch bis zur Einführung der Glasludeln
(Beginn 18. Jahrhundert) auch bei uns im Gebrauch stand.

Der um 1500 geborene Schweizer Humanist THOMAS PLATTER
schreibt in seiner Autobiographie, daß seiner Mutter »*die brist*

we than händ, das sy mich nicht hat mögen seigen, han ouch
sonst nie kein Frouwenmilch gsogen, wie mir mein Mutter sälig
selber gsagt hat. Han durch ein Hörenlin, wie im Land der
bruch ist, wenn man die Kind entwent, miessen kiemilch sugen«
(zitiert nach 14) .

Schmerzende Brüste sind also nicht nur eine neuzeitliche Zivili-
sationserscheinung; sie sind nur e i n Aspekt der vielen Stillschwierigkeiten unserer Frauen. Daß es bei Müttern der afro-
asiatischen Rasse problemloser funktioniert, ist mein persönli-
cher Eindruck.

Kennzeichnend für diese Schwierigkeiten sind auch die über
Jahrhunderte zu verfolgenden Ratschläge zu den Modalitäten
des Stillens, die in einer unglaublichen Fülle von abstrusen,
widersprüchlichen, abergläubischen oder sinnvollen Hinweisen
zur Stilltechnik und weiteren Aspekten des Säugens gegeben
werden (8, 16). Ihre heutige Form der »womanly ›art‹ (!) of
breast feeding« oder der UNICEF-Gebote ist immer noch
nicht in jedem Detail unbestritten. Diese ganze Evolution
widerspiegelt die große Unsicherheit über diese »natürliche«,
aber keineswegs so selbstverständliche Ernährungsform.

Nachdem schon früh erkannt worden war, daß Frauenmilch **Ammen als Ersatz**
den »künstlichen« Ernährungsweisen überlegen ist, wurden
diese mütterlichen Pflichten häufig hierfür bezahlten Frauen
(= Ammen) überlassen. Schon an den Höfen ägyptischer Phara-
onen, vielmehr dann aber bei den Griechen und Römern war
das Ammenwesen in besseren Ständen weit verbreitet. Der freie
Römer hielt sich zu diesem Zwecke eine Sklavin, und auf dem
öffentlichen Markt boten laktierende Frauen ihre Dienste an.

Es ist jedoch anzunehmen, daß auch in jenen Zeiten, d. h. im
Altertum, aber auch im Mittelalter, in der weniger verfeinerten,
meist ruralen Gesellschaft, generell gestillt wurde. Ein besonders gutes Zeugnis stellt TACITUS den Germanen aus: *»Die*
eigene Mutter stillt sie alle; man überläßt die Kinder nicht
Ammen oder Mägden.« Im nachchristlichen Altertum und im
Mittelalter wurden die Kinder erst mit etwa 2 Jahren entwöhnt
(8), während im Alten Testament noch von 3jährigen Stillzeiten
die Rede war (2. Makk. 7, 27).

Im ausgehenden Mittelalter, vor allem aber in der Renaissance,
erlebt das Ammenwesen erneuten Auftrieb. Mit dem Heran-
wachsen einer breiteren sozialen Oberschicht, mit ihren Idealen

Abb. 10

Prinz Ludwig, der spätere
»Sonnenkönig« Louis XIV,
wird von einer reich
gekleideten Amme gestillt
(Schloß Versaille, 1643 [?]).
Der unbekannte Porträtist
hat die fehlende Intimität
zwischen Amme und
Kind – wahrscheinlich
unbewußt – trefflich zum
Ausdruck gebracht

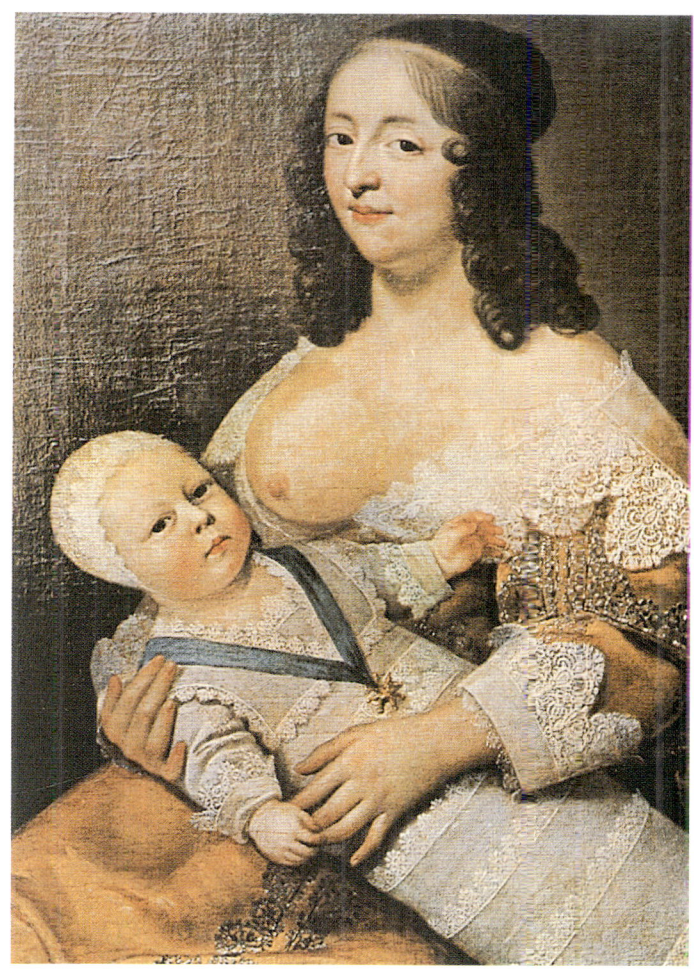

von körperlicher Schönheit, Lebensfreude und Ungebunden-
heit, überlassen die Frauen der höheren und bald auch der mittleren Stände das Stillgeschäft wieder den Ammen. Anstellungen
an Königs- oder Fürstenhäusern waren sehr begehrt (Abb. 10).
Als Amme für Napoleons ersten Sohn, den »König von Rom«,
bewarben sich 1200 junge Frauen! (16).

In der medizinischen Literatur des 16.–19. Jahrhunderts über
die Ernährung des Kindes nimmt das Ammenwesen bei weitem
den größten Raum ein: körperliche Eignung, geistige Eigen-

schaften, Lebensweise, Hygiene, Ernährung und Gesundheit der Ammen sind die ausufernden Traktate zu diesem Thema.

Trotzdem machen Ärzte immer wieder darauf aufmerksam, daß die Kinder von der eigenen Mutter gestillt werden sollten.

Der erste bedeutende Wissenschafter, der diesem Thema eine umfangreiche Schrift widmet, ist CARL VON LINNÉ in Uppsala 1752. In seinem Buch »Nutrix Noverca« (Die Amme als Stiefmutter) prangert er die Unsitte an und fordert die Mütter in imperativer Weise zum Stillen auf: Nicht einmal die schlimmsten Raubtiere, wie »*Löwinnen oder Tigerinnen versagen ihren Neugeborenen die Muttermilch*«. Er ist der erste, der darauf hinweist, daß »*das Unterlassen des Stillens Brustkrebs bewirken kann: deshalb leiden adelige Frauen häufiger an Brustkrebs als Bauernfrauen*«. Damit nimmt er die modernen Erkenntnisse über die krebsverhütende Wirkung, die heute für das prämenopausale Mammakarzinom gesichert ist (15), um Jahrhunderte vorweg.

Etwas gemäßigter und konzessionsbereiter klingt die Aufforderung von CHR. GIRTANNER, einem Schweizer Arzt (später in Deutschland tätig), der eines der ersten deutschen Lehrbücher über Kinderkrankheiten verfaßt hat (1794):

»*... Wenn die Mutter jung, gesund und stark ist, so mag sie ihr Kind selbst stillen, und sie wird alsdann das süsse Vergnügen geniessen, welches in dem Bewusstseyn besteht, die angenehmen Pflichten einer Mutter in ihrem ganzen Umfang ausgeübt zu haben. Ist sie aber krank, zart oder schwächlich, wie die meisten Weiber in den höheren Ständen zu sein pflegen (!): so ist sie es sich selbst und ihrem Kinde schuldig, dass sie demselben eine gesunde Amme verschaffe. Dies ist das einzige Mittel, um einem, von schwachen Eltern gezeugten Kinde, die nöthige Stärke zu verschaffen.*«

Auch JEAN JACQUES ROUSSEAU hatte sich im Zuge seiner Lösung »Retour à la Nature« dafür eingesetzt, daß die Mutter ihr Kind selber stillen soll. »*Dann wird dieses seine Mutter lieben, ehe es weiss, dass es damit seine Pflicht erfüllt*« (Emile, 1762).

Eine nachhaltige Wirkung hatte aber auch sein Eintreten für das Selbststillen nicht: »*Die Weiber schmeichelten sich, nachdem J. J. Rousseau die Natur zur Mode gemacht hatte, durch Säugen zu interessieren und Mutterliebe wird zur Mode und Koketterie.*

Dies dauerte nicht lange; sie gaben das Selbststillen als einen Missbrauch (!) wieder auf, und selten hat jetzt ein junges Weib noch Milch« (ARCHENHOLZ, zitiert nach PEIPER [16]).

Dekadente Zeiten   Offensichtlich herrschten im 16.–19. Jahrhundert große regionale Unterschiede in der Stilltätigkeit, sowohl in der Stillfrequenz wie in der Stilldauer. Wurde in vielen Regionen recht gut gestillt, so gab es andere, in denen die Ernährung an der Mutterbrust fast völlig zum Verschwinden kam.

In gewissen Regionen, auch in den Berggebieten der Schweiz, wo beispielsweise im Haslital (Berner Oberland) noch 2 volle Jahre gestillt wurde (18), war Stillen absolute Selbstverständlichkeit, während in der Region Basel nur noch wenig gestillt wurde (3). 1878–1882 betrug die durchschnittliche Stilldauer in Schwaben 0,8 Monate = 3½ Wochen! (11). Mehr als 75% aller Kinder in Niederbayern lagen noch 1905 nie an einer weiblichen Brust. Die Abb. 11 u. 12 geben die Situation in Deutschland zu Beginn des 20. Jahrhunderts wieder. Dabei ist zu beachten, daß diese seit 1880–1900 sich langsam zu verbessern begonnen hatte (10) (Abb. 13).

In vielen Regionen war die Situation 100 oder 200 Jahre zuvor noch viel bedenklicher. Nach verschiedenen Angaben wurde Brusternährung in Alt-Bayern, in Tirol und Südtirol, in Württemberg, in der Lausitz und in Böhmen fast nicht mehr praktiziert; auch in Island und Moskau sowie in einigen Regionen Skandinaviens war sie annähernd »ausgestorben«. In diesen Ländern wurden auch keine Ammen eingesetzt, die Säuglinge wurden vielmehr mit einer Mehlpappe – mit oder ohne zusätzliche Milch – ernährt. »Mehlmus« oder »Mehlpappe« war eine weltweit verbreitete Speise!

Auch eine medizinhistorische Studie aus England und Frankreich (1750–1800) kommt zum Schluß: *»All writers (d. h. die ärztlichen Autoren jener Zeit) were doing their best to depopularize the almost universal use of pap as the sole manner of bringing infants up by hand«* (7).

Eine besonders *»große Abneigung und unbesiegbare Vorurteile gegen das Selbststillen«* (1) herrschten in Nieder- und Oberbayern sowie in Schwaben, während im ebenfalls bayrischen Franken und in der Oberpfalz recht gut, in der Exklave Pfalz sogar ausgezeichnet gestillt wurde (1). Dementsprechend war in Alt-Bayern die Säuglingssterblichkeit annähernd doppelt so

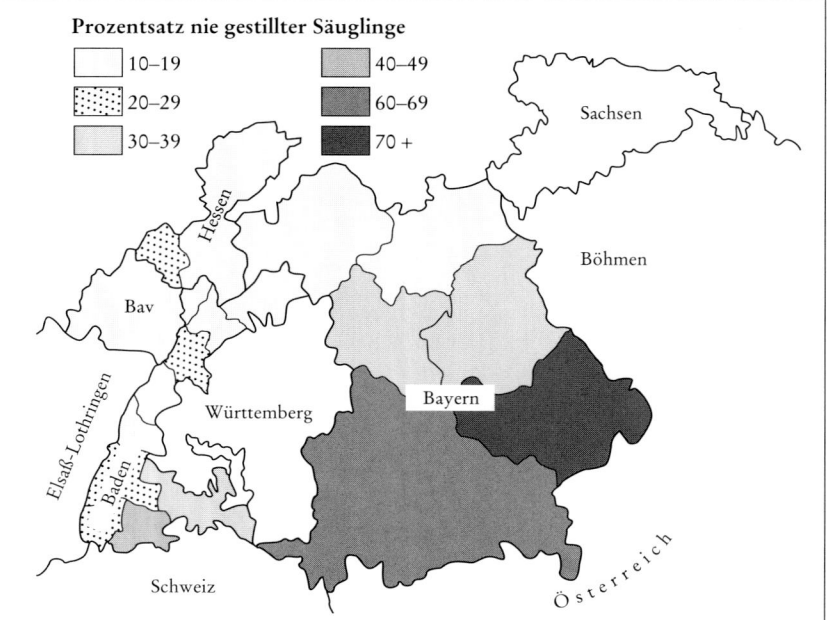

Prozentsatz nie gestillter Säuglinge

10–19	40–49
20–29	60–69
30–39	70 +

Sachsen

Hessen

Böhmen

Bav

Elsaß-Lothringen

Württemberg

Bayern

Baden

Schweiz

Österreich

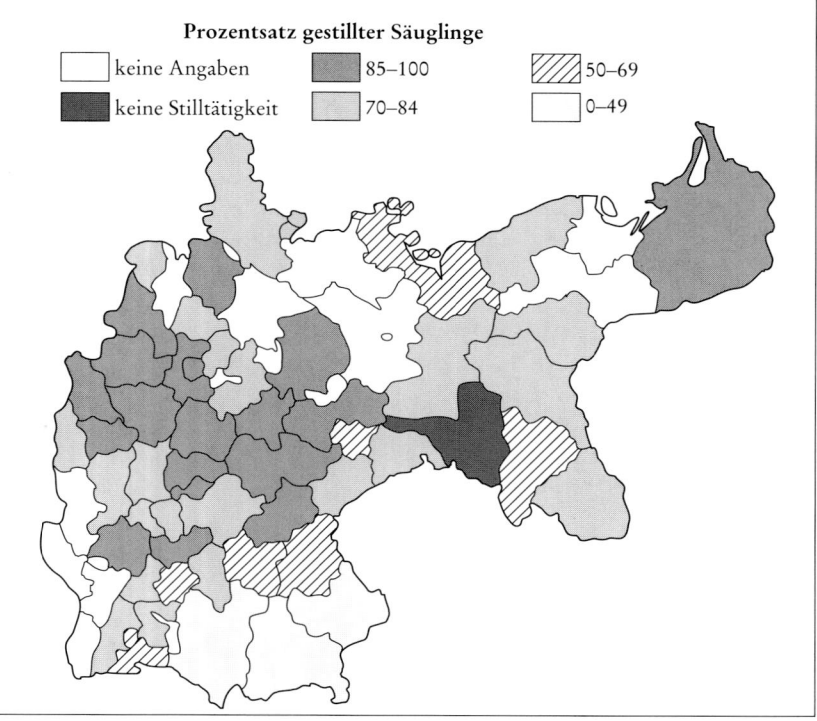

Prozentsatz gestillter Säuglinge

keine Angaben	85–100
keine Stilltätigkeit	70–84
	50–69
	0–49

Abb. 11 und 12

2 verschiedene »Stillkarten«
aus Deutschland zu Beginn
des 20. Jahrhunderts. Es
herrschten in verschiedenen
Regionen sehr unter-
schiedliche Stillfrequenzen.
Sehr niedrig in Ober- und
Niederbayern, gut in Ober-
und Unterfranken, völlig
fehlend in der Lausitz

Abb. 11

Situation in Süddeutschland
1905. Prozentsätze n i e
gestillter Säuglinge (11)

Abb. 12

Brusternährung in 58
administrativen Distrikten
Deutschlands 1903–1909
(10)

102

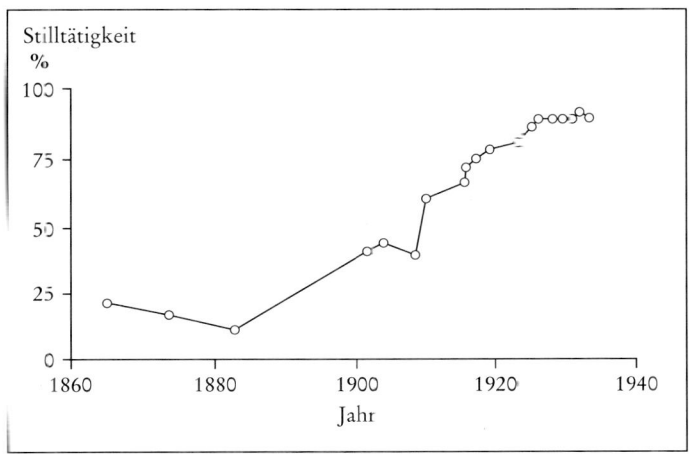

Abb. 13
Stilltätigkeit in München
1869–1933 (10). Deutliche
Zunahme ab etwa 1880

hoch wie in Franken und in der Pfalz (Tab. 1). Auch 1905 ergaben sich noch ähnliche Verhältnisse (Abb. 14).

Aufgrund der Daten aus 108 Distrikten ergibt sich, daß pro 10% weniger stillenden Müttern die Sterblichkeit um 21‰ zunimmt. Nach dieser Regressionsgleichung errechnet sich für gestillte Kinder eine Mortalität von 148, für nicht Gestillte von 355‰ (12) (2,4mal mehr).

Die höhere Sterblichkeit im Süden des Landes war auch durch eine höhere Zahl illegitimer Kinder und einen geringeren Bildungsstand der Bevölkerung (11), aber wahrscheinlich auch eine geringere Wertung des Kindes mitbedingt.

Es ist bemerkenswert, daß die erhöhte Säuglingssterblichkeit zum Teil durch eine niedrigere Mortalität bei den 1–10 jährigen kompensiert wurde (Tab. 1). Offenbar hatte das Nicht-gestillt-Werden eine Selektion der besonders Kräftigen zur Folge.

Demographisch ebenso interessant ist, daß die höhere Säuglingssterblichkeit zu einer höheren Fertilität als weiteren Kompensationsmechanismus führte. Dabei beruht nach den Studien von KNODEL die geringere Kinderzahl bei stillenden Müttern nicht nur auf einer hormonellen Unterdrückung der Ovulation, sondern auch grundsätzlich auf dem Vorhandensein eines kleinen Kindes in der Familie (13). Das Sexualverhalten in Präsenz

	1. Jahr	2.–5. Jahr	6.–10. Jahr	Total 0–10 Jahre
Oberbayern	43,8 ⎫	10,3 ⎫	2,6 ⎫	
Niederbayern	44,5 ⎬ 44,0	10,8 ⎬ 9,8	3,4 ⎬ 2,9	**56,7%**
Schwaben	43,8 ⎭	8,7 ⎭	2,7 ⎭	
Pfalz	27,6 ⎫	15,2 ⎫	3,6 ⎫	
Oberfranken	26,3 ⎬ 26,3	15,4 ⎬ 14,5	4,5 ⎬ 4,1	**44,9%**
Unterfranken	25,0 ⎭	13,0 ⎭	4,1 ⎭	

eines gestillten Säuglings ist anders als nach einem Verlust desselben; u. U. schläft die Mutter beim Kind oder das Kind im Bett der Mutter, sie wendet sich eher dem Kind als dem Ehemann zu, sie ist von der Pflege stärker ermüdet etc. Jedenfalls ging die demographische Entwicklung dieser Länder nicht anders vor sich als diejenige bei hoher Stillfrequenz und geringerer Fertilität.

Ein demographisches Gleichgewicht durch höhere Mortalität und Natalität, also durch Stillabstinenz zu erreichen, ist allerdings ein menschlich und materiell beschwerlicher und kostspieliger Leidensweg (er entspricht dem demographischen Be-

Tab. 1
Kindersterblichkeit in Bayern 1882 (»von 100 überhaupt Geborenen«) in Regierungsbezirken mit guter (Oberfranken, Unterfranken, Pfalz) und schlechter Stilltätigkeit (Oberbayern, Niederbayern, Schwaben); nach BERNHEIM (1).

In der Oberpfalz und in Mittelfranken ergeben sich bei mäßiger Stilltätigkeit intermediäre Werte. Die höhere Säuglingssterblichkeit in Südbayern wird teilweise kompensiert durch eine geringere Mortalität zwischen 1 und 10 Jahren

◁

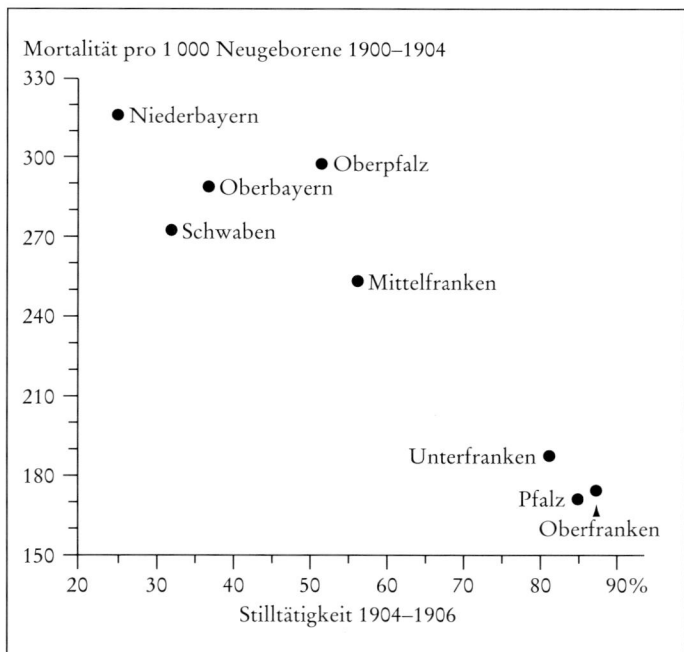

Abb. 14
Stillen und Mortalität in Bayern, 1904–1909. Je 10% höhere Stillraten bedeuten 21‰ geringere Säuglingsmortalität (12)

griff des »lebensverschwendenden Typus«). Erstaunlich, daß er trotzdem von vielen Völkern beschritten wurde.

Gründe des Nicht-
stillens im 16.–19. Jahr-
hundert

Die Gründe für dieses Verhalten sind alles andere als klar. Es wird geltend gemacht, daß auf die Frauen schon kurz nach der Geburt wieder die schwere Feldarbeit wartete; in Tirol soll die enganliegende, satt geschnürte Kleidertracht das Stillen verunmöglicht haben; zum Teil hätten Moraltheologen den Geschlechtsverkehr während des Stillens verboten (8) – eine Weisung, die auf GALEN zurückgeht, der in der Kopulation ein »periculum inficiendi lac« erblickte. GALEN hat die Medizin de facto bis ins ausgehende Mittelalter beeinflußt; auch die islamische, die das Verbot des Geschlechtsverkehrs während der Laktation bis heute aufrechterhält. Moraltheologisch begründete man dieses Verbot mit der Befürchtung, daß durch eine erneute Schwangerschaft die Milch zuungunsten des gestillten Kindes zurückgehen könnte. Diese Meinung wurde allerdings nie von der offiziellen Kirche (4), sondern offenbar nur von einzelnen Moralisten vertreten.

Ein weiterer Grund mag ein übertriebenes Schamgefühl gewesen sein, das die Entblößung der Brust verweigerte. 2 B e i -
s p i e l e sollen dies belegen:

In Innsbruck wurde der Busen der stillenden Madonna auf dem wertvollen Gemälde von LUKAS CRANACH (1520) im 19. Jahrhundert mit einer Brosche überdeckt und später – nach Raub dieses echten Schmuckes – mit Geschmeide übermalt (6) (Abb. 4).

Aus einem oberbayrischen Bezirk wird berichtet, daß eine aus Norddeutschland zugewanderte Frau, welche nach ihrer Heimatsitte ihr Kind selbst stillen wollte, von den Frauen des Dorfes offen als *schweinisch und unfläthig beschimpft* wurde und daß der Ehemann ihr drohte, *er werde nichts mehr von ihrer Hand gekochtes essen, wenn sie diese Schweinerei nicht aufgebe* (1).

Nach IMHOF (9) und PFISTER (17) liegt dem Phänomen doch am ehesten eine unterschiedliche Mentalität für die Wertschätzung und Hingabe zum Kind zugrunde, eine Mentalität, die durch eine Vielzahl wirtschaftlicher, religiöser, konfessioneller, traditioneller und ökonomischer Fakten geprägt ist. Die duldende Hinnahme irdischer Schicksalsschläge als gottgewollte Fügung war in der katholischen Mentalität wohl stärker vertreten.

So müssen wir zur Kenntnis nehmen, daß in der schwäbisch-bayrischen Hochebene – aber auch in vielen andern Regionen Europas – die Kinder während annähernd 500 Jahren nur ausnahmsweise mit Muttermilch ernährt worden waren. 1888 wurde von anatomischer Seite sogar versucht, diese Stillabstinenz einer ererbten oder erworbenen Inaktivitätsatrophie der Brustdrüse zuzuschreiben (ALTMANN, zitiert nach [1]).

Wer heute im Chor der großen Masse die Ansicht vertritt, daß eine ungenügende Stilleistung vorwiegend auf käufliche Säuglingsnahrung und auf die Werbetätigkeit der Industrie zurück-

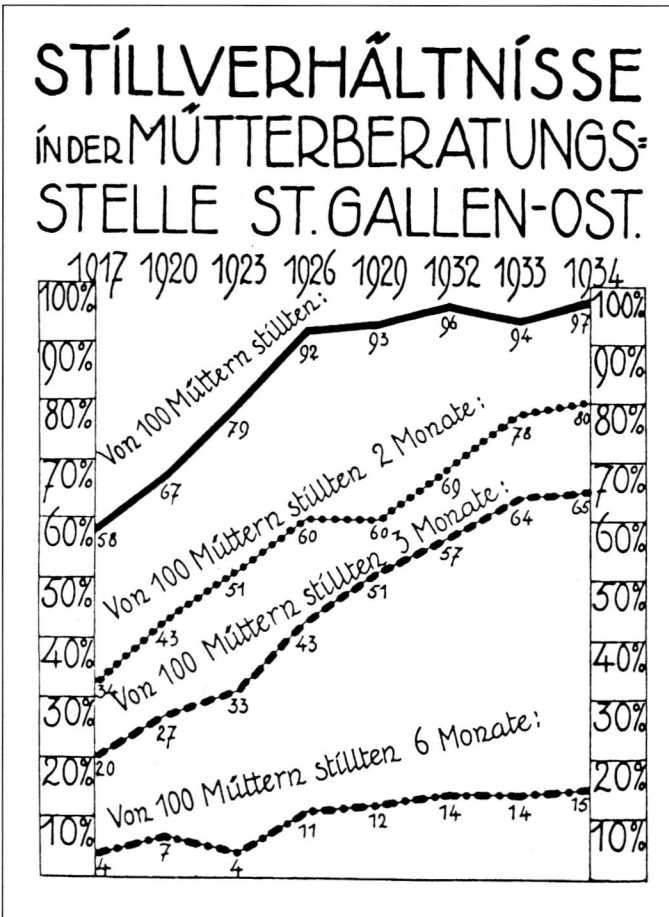

Abb. 15
Regionale Zunahme der Stilltätigkeit 1917–1934 dank der Initiative einer engagierten Mütterberatungsstelle in St. Gallen (Schweiz, in Faksimile). Gleichzeitig ging die Geburtenzahl (pro 1000 Einwohner) in St. Gallen von 27,0 (1910) auf 15,5 (1935) zurück

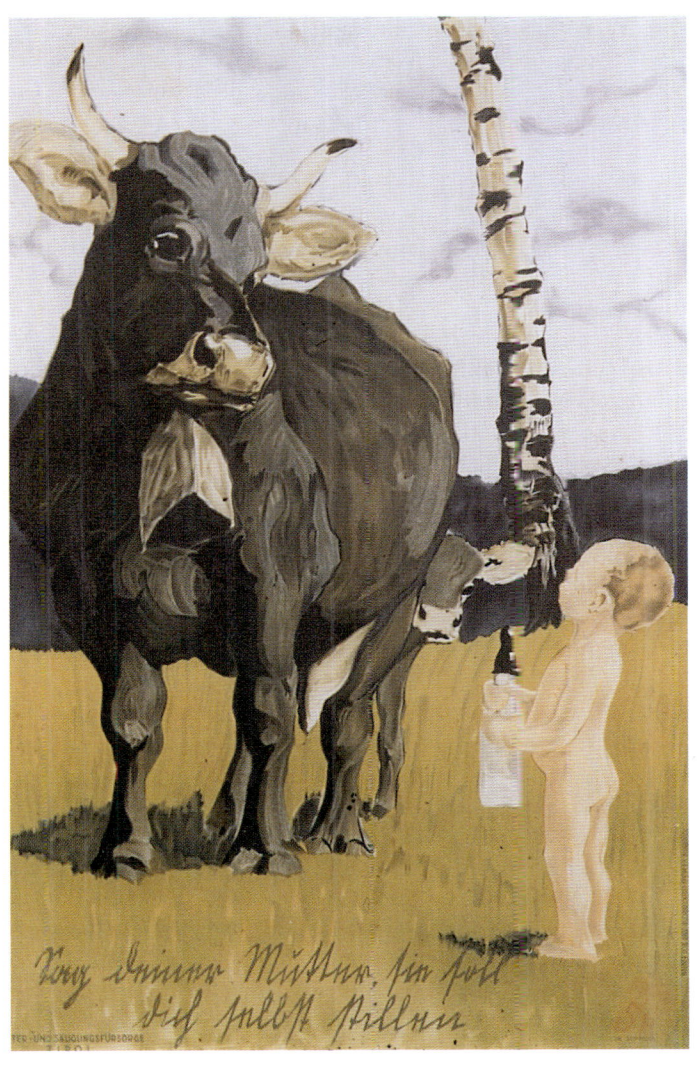

zuführen sei, sollte seine Meinung aufgrund dieser medizinhistorischen Tatsachen vielleicht revidieren.

Eine erste und eine   Die statistisch überzeugenden Fakten einer höheren Säuglings-
zweite »Renaissance«   sterblichkeit nicht gestillter Kinder hatten in der 2. Hälfte des
19. Jahrhunderts eine Umkehr eingeläutet; ein Aufschwung, der
sich bis in die 30er Jahre unseres Jahrhunderts fortsetzte
(Abb. 15). Es ist bemerkenswert, daß in dieser Zeit auch ein dra-

stischer Rückgang der Fertilität eingesetzt hat. Hatten deutsche Frauen, geboren um die Mitte des 19. Jahrhunderts, im Schnitt noch 5 Kinder, so ging die Fertilität der 1904 geborenen Frauen auf 2 zurück.

Nachdem Ärzte seit Jahrhunderten auf die Vorzüge des Stillens aufmerksam gemacht hatten, wuchs jetzt, aufgrund der harten Fakten, die Einsicht auch im Volk. Die Stillfrequenzen besserten sich kontinuierlich – unter der Initiative besonders aktiver, stillbegeisterter Ärzte auch wellenförmig. Die phantasievolle Stillpropaganda aus dem 1. Viertel unseres Jahrhunderts wird auch heute noch immer gerne präsentiert und erinnert an eine ruhmreiche Epoche der Stillbewegung und der Pädiatrie (Abb. 16).

Erst nach dem 2. Weltkrieg begannen die Flügel dieser Stillbegeisterung wieder nach und nach zu lahmen, beschleunigt durch die Ende der 50er Jahre in den Spitälern grassierenden Staphylokokkeninfektionen, die nicht nur zu häufigen Mastitiden, sondern auch zu schweren Infekten (abszedierende, bullöse Pneumonien, Empyeme) bei den Säuglingen führten.

In den 70er Jahren erlebten wir (immer noch im Trommelfeuer der Industriewerbung!) einen in der Geschichte der Säuglingsernährung wohl einzigartigen Stillboom; wiederum in der Folge eines erheblichen Geburtenrückgangs (Schweiz: Fertilität 1964: 2,7; 1994: 1,5!). Die Entwicklung nahm in Europa in Finnland und Skandinavien ihren Ursprung (eventuell induziert durch eine bereits früher einsetzende Bewegung in den USA?).

In Schweden erhöhte sich die Stillfrequenz beim 2monatigen Kind innerhalb von 7 Jahren (1973–1980) von 20 auf gute 80% (19) (Abb. 17). In Mitteleuropa reagierte man nur leicht verzögert und etwas schwächer ausgeprägt. Immerhin liegt in der Schweiz die Zahl der gestillten Kinder mit 2 Monaten heute ebenfalls bei 80%, mit 4 Monaten bei 62% und nach 6 Monaten bei 41% (5).

Eine so umfangreiche Stilltätigkeit ist in den letzten Jahrhunderten im nordeuropäischen Raum wohl nur regional erreicht oder übertroffen worden, im letzten halben Jahrtausend ist sie aber fast sicher erstmalig auf diesem hohen Stand. Die Ursachen dieser Entwicklung sind ebenso unklar wie diejenigen für das Nichtstillen in früheren Jahrhunderten.

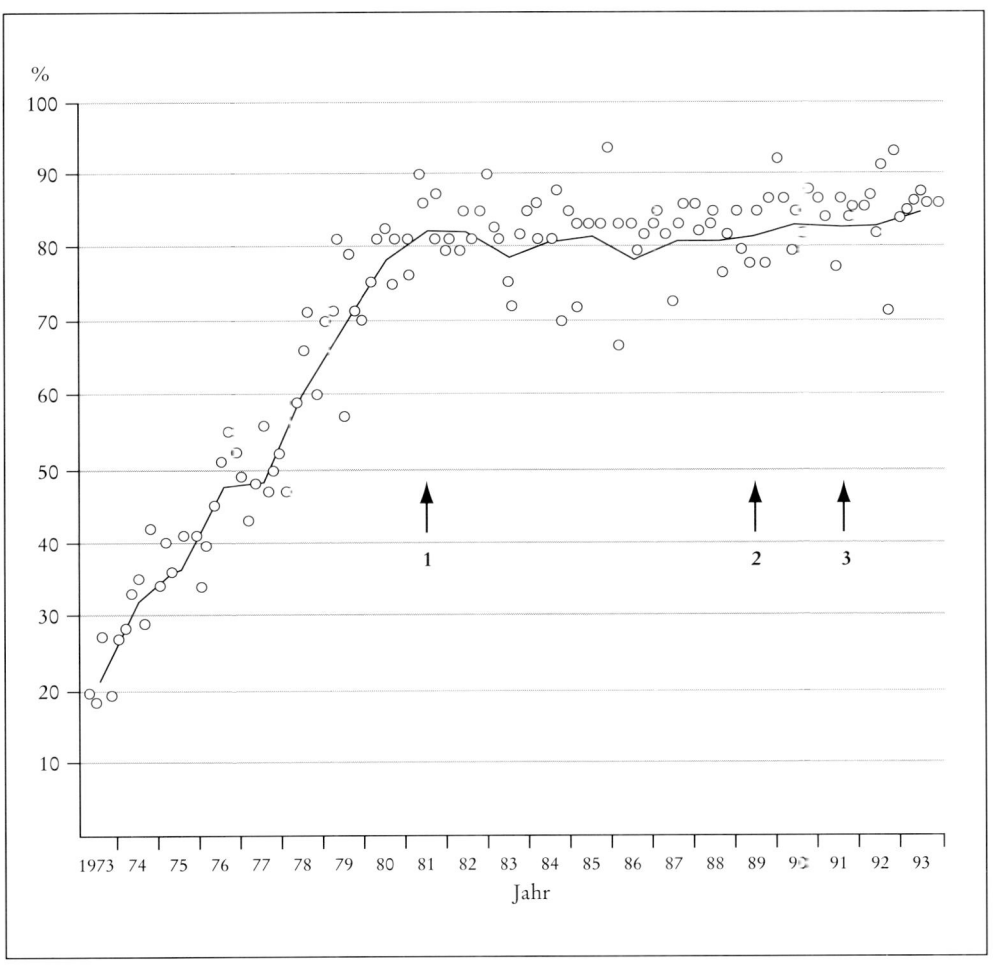

%

Abb. 17   Zunahme der Stilltätigkeit in Schweden seit 1973 (19).
D:e offiziellen Maßnahmen der WHO
ur.d der UNICEF zur Förderung des Stillens
folgten dieser spontanen Bewegung:

1 = WHO-Kodex zur Vermarktung von Säuglingsn=hrung

2 = UNICEF: 10 Schritte zum erfolgreichen Stillen

3 = Baby-friendly hospital-initiative

Bei aller Anerkennung der Verdienste vieler öffentlicher und privater Körperschaften (Europäische La Leche-Liga, professionelle Stillberaterinnen, Stillgruppen etc.): ihr Einsatz stand nicht am Beginn dieser Evolution, sondern war (gute!) Reaktion. Der WHO-Kodex über die Vermarktung der Ersatzpräparate für Muttermilch stammt aus 1981, die »ten steps for successful breast-feeding« der UNICEF datieren aus 1989 und deren Initiative zur Auszeichnung von »Baby-friendly hospitals« aus 1991.

Zwar hat eine ganze Flut von wissenschaftlichen Arbeiten in den 70er Jahren die Vorzüge des Stillens herausgearbeitet – das Argument mit der höheren Sterblichkeit künstlich ernährter Kinder war nicht mehr gültig! –, aber auch dies dürfte kaum der Grund, sondern eher ein Ausdruck für diese Welle der Begeisterung gewesen sein.

Was war es also?

Offensichtlich eher die zunehmende Abkehr von allem künstlich oder industriell Hergestellten, der Ruf der Natur, Skepsis gegenüber Technik und Chemie, vor allem aber die drastisch sinkende Kinderzahl und die damit verbundene wirtschaftliche Prosperität, die es den Müttern ermöglichte, ihren wenigen Kindern während längerer Zeit Zuwendung und optimale Fürsorge zukommen zu lassen. Die Bewegung setzte nur wenige Jahre nach dem »Pillenknick« ein!

In die Freude über eine so umfangreiche Stilltätigkeit mischt sich also die bittere Erkenntnis, daß diese offenbar symptomatisch ist für eine schrumpfende – um nicht zu sagen: morbide – Gesellschaft. Eine Fertilität unter 2 führt nicht nur zu einer Reduktion, sondern unweigerlich zum Aussterben innerhalb weniger Jahrhunderten (2).

Trotzdem sollte es unser Anliegen sein, alles Mögliche zur Erhaltung oder zur Verbesserung der Stilltätigkeit beizutragen, aber gleichzeitig auch unsere Familien zu einem größeren Kinderreichtum zu motivieren.

Literatur

1. BERNHEIM, H.: Die Intensitätsschwankungen der Sterblichkeit in Bayern und Sachsen und deren Factoren. Z. Hyg. **4**, 525–581 (1888).
2. BIRG, H.: Die Weltbevölkerung – Dynamik und Gefahren. Beck, München 1996.

3. BRACKEN, F. J.: The history of artificial feeding of infants. Maryland State Med. J. 5, 40–54 (1956).

4. CAPELLMANN, C.: Pastoral-Medizin. Aachen 1910.

5. CONZELMANN-AUER, C. u. U. ACKERMANN-LIEBRICH: Frequency and duration of breast-feeding in Switzerland. Soz.-Präventivmed. 40, 396–398 (1995).

6. DAPUNT, O. (Hrsg.): Fruchtbarkeit und Geburt in Tirol. Nourypharma, Oberschleissheim 1987.

7. DRAKE, T. G. H.: Infant feeding in England and in France from 1750 to 1800. Am. J. Dis. Child. 34, 1049–1061 (1930).

8. FILDES, V. A.: Breasts, bottles and babies. A history of infant feeding. University Press, Edinburgh 1986.

9. IMHOF, A. E.: Unterschiedliche Säuglingssterblichkeit in Deutschland, 18.–20. Jahrhundert.- Warum? Z. Bevölkerungswiss. 7, 343–382 (1981).

10. KINTNER, H. J.: Trends and regional differences in breastfeeding in Germany from 1871 to 1937. J. Fam. Hist. 10, 163–135 (1985).

11. KNODEL, J. u. E. VAN DE WALLE: Breast feeding, fertility and infant mortality: an analysis of some early german data. Popul. Stud. 21, 109–131 (1967).

12. KNODEL, J.: Breast feeding and population growth. Science 198, 1111–1115 (1977).

13. KNODEL, J.: Infant mortality and fertility in three Bavarian Villages: an analysis of family histories from the 19th century. Popul. Stud. 22, 297–318 (1977).

14. LEHMANN, W.: Des Säuglings Kost im Wandel der Zeiten. Galactina AG, Belp (Schweiz) 1966.

15. NEWCOMB, P. A. u. Mitarb.: Lactation and a reduced risk of premenopausal breast cancer. New Engl. J. Med. 330, 81–87 (1994).

16. PEIPER, A.: Chronik der Kinderheilkunde. VEB Thieme, Leipzig 1966.

17. PFISTER, C.: Bevölkerungsgeschichte und historische Demographie 1500–1800. Oldenbourg, München 1994.

18. PFISTER, C.: Im Strom der Modernisierung; Bevölkerung, Wirtschaft und Umwelt im Kanton Bern, 1700–1914. Haupt, Bern 1995.

19. ZETTERSTRÖM, R.: Trends in research on infant nutrition, past, present and future. Acta paediat. 402, 1–3 (1994).

Autorenverzeichnis

HORMANN, ELIZABETH, Ed. M. IBCLC
Neusserstraße 866
50737 Köln

NEHLSEN, ERIKA, IBCLC
Ausbildungszentrum für Laktation und Stillen
Südhang 4
32457 Porta Westfalica

SIGLER, Dr. M.
Klinik für Kinderradiologie
Medizinische Fakultät
Rheinisch-Westfälische Technische Hochschule
Pauwelsstraße 30
52057 Aachen

TÖLLNER, Prof. Dr. U.
Klinik für Kinder- und Jugendmedizin
Städtisches Klinikum
Pacelliallee 4
36043 Fulda

TÖNZ, Prof. Dr. O.
Schlösslihalde 26
CH-6006 Luzern